Shigeru Tanaka

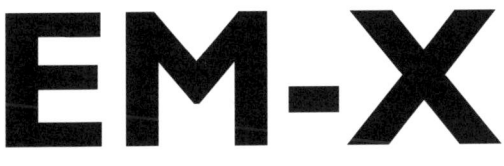

EM-X

Über die heilende Kraft von Antioxidanzien aus Effektiven Mikroorganismen (EM)

Organischer Landbau Verlag
Kurt Walter Lau

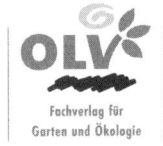

Fachverlag für
Garten und Ökologie

Die Deutsche Bibliothek – CIP-Einheitsaufnahme
Tanaka, Shigeru:
EM-X: Belege für die heilende Kraft von effektiven Mikroorganismen (EM) / Shigeru Tanaka. [Aus dem Japan. übers. von Bernd Göhring]. - Xanten : OLV, Organischer Land-bau-Verl., 2001
   Einheitssacht.: Live saving EM-X <dt.>
   ISBN 3-922201-41-5

   0101 deutsche buecherei0292 deutsche bibliothek

Die in diesem Buch veröffentlichten Studien und Erkenntnisse wurden vom Autor nach bestem Wissen und Gewissen wiedergegeben. Alle Informationen ersetzen aber in keinem Fall ärztlichen Rat und ärztliche Hilfe. Bei erkennbaren Krankheiten ist in jedem Fall ein Arzt aufzusuchen. Eine Haftung des Autors bzw. der Verlage und seiner Beauftragten für Personen-, Sach und Vermögensschäden, die sich durch Anwendung der dargestellten Behandlungsmethoden oder Rezepturen ergeben, ist ausgeschlossen. Sie übernehmen auch keinerlei Verantwortung für medizinische Forderungen.

»EM-X GA INOCHIO SUKUU« by Shigeru Tanaka
Copyright © 1998 by Shigeru Tanaka
Original Japanese edition published by Sunmark Publishing, Inc., Tokyo, Japan
German translation rights arranged with Sunmark Publishing, Inc., Tokyo through
InterRights, Inc., Tokyo

Copyright © 2001 für die deutschsprachige Ausgabe, 2. Auflage 2003, Organischer Land-bau Verlag Kurt Walter Lau, Postfach 11 39, D-46500 Xanten, Telefon 0 28 01/7 17 01, Telefax 0 28 01/7 17 03, E-Mail: info@olv-verlag.de, Internet: www.olv-verlag.de, www.em-effektive-mikroorganismen.de

Übersetzung: Bernd Göhring

Medizinische Bearbeitung: Axel F. Knapp

Lektorat: Dipl.Ing. agr. Christine Weidenweber

Umschlagfoto: Japan, Okinawa, Miyako Jima, Sandstrand, Palmenblatt; Mauritius Die Bildagentur, Mittenwald

Druck: Interpress

ISBN 3-922201-41-5
Fordern Sie bitte unverbindlich unseren Verlagsprospekt an!

Inhaltsverzeichnis

Prolog: Die überragenden Eigenschaften von EM-X

EM-X – Das beste und wirkungsvollste Antioxidans der Welt?
Im Laufe der letzten Jahre hat die moderne Medizin neue wirksame Methoden und Techniken zur Bekämpfung und Heilung von Krankheiten entwickelt, die aber dennoch nicht überwunden sind. Zudem haben wir eine immer älter werdende Gesellschaft mit gewaltig steigenden Gesundheitsausgaben. Es ist an der Zeit, Gesundheit als eines der höchsten menschlichen Güter einzustufen.

Mit Antibiotika und Impfstoffen wurden bislang chemische Methoden angewendet, um die in jüngster Zeit auftretenden Infektionskrankheiten wie Infektionen mit *Escherichia coli* O-157 und Ebola-Fieber zu behandeln, die auf resistent gewordenen Bakterienstämmen und Viren beruhen und gegen die wir gegenwärtig noch machtlos sind.

Das Anliegen meines Buches ist, Ihnen EM-X vorzustellen. EM-X ist kein Medikament; es wird als Erfrischungsgetränk verkauft. Es ist völlig geschmack- und geruchlos, aber keineswegs ohne Wirkung! Seit über vier Jahren setze ich es im klinischen Bereich ein und habe häufig mit Kranken über EM-X gesprochen. Als Quintessenz all dieser Erfahrungen kann ich nur sagen, dass ich mit EM-X das stärkste Antioxidans zur Hand habe.

Warum werden Menschen überhaupt krank? Man denke an verschiedenartige Lebensstile, unterschiedliche Essgewohnheiten und Stress, Maßlosigkeit und an den Einfluss chemischer Substanzen. In all diesen Bereichen spielt der aktivierte Sauerstoff eine entscheidende Rolle.

Wenn aktivierter Sauerstoff Gene angreift, werden sie in ihrer normalen Funktion behindert und infolgedessen krank. Nehmen wir z.B. die Antikrebsgene: Geht ihre ureigenste Funktion verloren ist eine Krebserkrankung die Folge.

Antioxidanzien sind Substanzen, die den durch aktivierten Sauerstoff entstehenden Schaden neutralisieren. Verständlicher ausgedrückt, könnte man sie als eine Art Entgiftung bezeichnen. Wir sprechen in der medizinischen Welt von »Scavenger«. Von ihnen ist EM-X am leichtesten zu handhaben und am wirksamsten.

Das völlige Fehlen von Nebenwirkungen ist besonders positiv. Es spielt überhaupt keine Rolle, welche zusätzliche Behandlung erfolgt oder wie die Krankheitssituation ist. Nur: Je leichter die Krankheit, desto intensiver die Wirkung von EM-X. Aber selbst bei Krebs im letzten Stadium erzielen wir nicht selten erstaunliche Resultate.

Die große Bedeutung von EM-X liegt in seiner Eigenschaft als Antioxidans. Diese überragende Eigenschaft kann man nicht oft genug betonen. Nach meiner Kenntnis gibt es kein anderes Antioxidans, das EM-X gleichkommt. Vitamin C, Betakarotin, Vitamin E und Flavonoide sind als Antioxidanzien aus der Natur bekannt. Vitamin E ist darunter zweifellos das wirksamste. Ich behaupte aber, EM-X ist hundertmal wirksamer! Ich möchte Ihnen das am Beispiel eines 41-jährigen Lungenkrebspatienten zeigen. Im folgenden Kapitel wird detailliert geschildert, wie vier Fünftel seines linken Lungenflügels durch Krebs ausgeschaltet waren. Für eine Operation war es längst zu spät. Der Patient wusste jedoch nicht, wie es um ihn stand. Seiner Frau teilte man mit, er habe nur noch drei Monate zu leben.

Ein Freund der Familie, der sich mit EM-X gut auskannte, erfuhr von der desolaten Lage, erklärte der Ehefrau die Wirkungsweise von EM-X und empfahl ihr dem Patienten EM-X zu verabreichen.

Die Ehefrau folgte den Anweisungen, mischte EM-X unter das Essen und die Getränke. Der Kranke nahm EM-X ohne die geringste Ahnung ein. Gleichzeitig wurden ihm Krebsmittel injiziert. Die nächste Untersuchung ergab, dass der Tumor ein wenig kleiner geworden war. Am folgenden Tag wurde der Patient nach Hause verlegt.

In der häuslichen Behandlung wurden die Krebspräparate weiter gegeben, doch zusätzlich auch EM-X. Drei Monate später war der Krebs verschwunden. Dass ein klar diagnostizierter Krebs so einfach verschwindet, ist nicht alltäglich, geschweige denn ein inoperabler Tumor bei einem so gut wie aufgegebenen Patienten. Jemand, der mit Medizin zu tun hat, wird diese Entwicklung nur auf EM-X zurückführen können. In der Tat war auch ich von diesem Ergebnis sehr überrascht. Im besagten Fall handelte es sich nicht um einen meiner Patienten. Mir sind aber dann in meiner klinischen Praxis ähnliche Fälle begegnet.

Ich stehe fest zu der Überzeugung, dass mit der Einnahme von EM-X Anlass zur Hoffnung besteht, selbst wenn die Krankheit bereits auf den ganzen Körper übergegriffen hat.

Was ist eigentlich EM-X?

Über die vielen Jahre klinischer Praxis hinweg war mein dringender Wunsch, an Krebs und anderen schweren Erkrankungen leidenden Patienten helfen zu können. Stets suchte ich nach neuen Anhaltspunkten für Heilverfahren bei Schwerstkranken. Von einigen Therapieformen fühlte ich mich auch herausgefordert. Bis zum heutigen Tag ist mir aber keine Behandlungsmethode begegnet, die wirklich besser ist als EM-X.

EM-X besteht aus einer Reihe von für den Menschen nützlichen Mikroorganismen mit starker Antioxidationskraft. Von den Substanzen, die helfen können, den Körper gesund und vital zu halten, sind, bei Vitamin E angefangen, viele bekannt. Aber man kann sagen, dass es darunter einen Champion gibt.

Die vielen auf unserem Planeten vorkommenden Mikroorganismen können grob in »aufbauende« und »zerstörende« unterschieden werden. Aufbauende Mikroorganismen helfen mit, die lebensfördernden Funktionen zu aktivieren. Sie fördern das Pflanzenwachstum oder arbeiten in unserem Körper mit an der Aufrechterhaltung der lebensnotwendigen Funktionen. Ihnen gegenüber steht die Gruppe der zerstörenden, abbauenden Mikroorganismen, die eine wichtige Rolle bei der Umwandlung von organischen in anorganische Stoffen spielen.

Die Existenz von beiden ist in der Natur unabdingbar. Damit Lebewesen in Gesundheit gedeihen können, sind sie auf diese Helfer angewiesen. In der Natur ist jedoch die Häufung dieser für uns so wichtigen Bausteine nicht die Regel. Es bestand bisher keine Möglichkeit, Menschen eine solche Mischung jederzeit konstant zur Verfügung zu stellen. Erst mit EM*, dem Basisprodukt von EM-X, ist diese Möglichkeit gegeben.

EM ist die geniale Schöpfung seines Erfinders, *Dr. Teruo Higa,* Professor an der landwirtschaftlichen Fakultät der Universität von Okinawa, Japan. Er entwickelte eine Form der Koexistenz von anaeroben und aeroben Mikroorganismen, d.h. solchen, für die Sauerstoff Gift ist, und solchen, die ohne ihn nicht auskommen. Niemand hatte sich vorstellen können, dass beide Gruppen gemeinsam leben könnten. Das war sozusagen bisher noch nicht im Lexikon der Lebewesen verzeichnet gewesen. Aber es ist möglich geworden.

Darüber hat Professor Higa in seinem berühmten Werk »Eine Revolution zur Rettung der Erde« (siehe Literaturtip) berichtet. Ich kann die Lektüre dieses Buches nur empfehlen.

Indem man ungefähr 80 Arten der in unserem Darm lebenden anaeroben Mikroorganismen (von denen ein Teil geringfügig aerob ist) und die für den

---

* Gemeint ist das so genannte EM-1; EM steht für Effektive Mikroorganismen nach Prof. Dr. Teruo Higa, Japan. Zusammen mit Zuckerrohrmelasse und Wasser kann jedermann selbst daraus das so genannte EM-A herstellen. Ein Bodenhilfsstoff für Garten, Gartenbau, Landbau, Weinbau, Forsten und Umwelt. EM-1 selbst wird unter anderem auch im Haushalt sowie im Hygienebereich wegen seiner reinigenden Wirkung eingesetzt.

Menschen bei der Herstellung von Sake (Reiswein), Miso, Soyasoße und Natto* nützlichen aeroben Mikroorganismen zusammengeführt hat, ist ein äußerst seltenes Produkt entstanden. Dieses Gemenge nennt man *Effektive Mikroorganismen*, abgekürzt EM.

Vor etwa zehn Jahren erblickte dieses Produkt das Licht der Welt. Seitdem wurde EM in der Landwirtschaft ohne den Einsatz von Agrarpestiziden und Kunstdünger zur Erzeugung hochwertiger Lebensmittel und zur Erhöhung des Ernteertrags eingesetzt. Auch Tierhaltung und Fischerei profitieren davon. Biomüll, Abwasserklärung, Verbesserung der Wasserqualität von Flüssen und Seen, in der industriellen Produktion, bei der Energiegewinnung – alles das sind Anwendungsbereiche für EM. Es ist heute bereits in vielen Ländern der Erde im Einsatz.

EM entwickelt zahllose Wirkkräfte mit lebensfördernder bzw. -erhaltender Funktion. Sollte dieses Produkt einmal weltweit verbreitet und professionell zur Anwendung kommen, wird die landwirtschaftliche Produktion gesichert sein und die großen Probleme der Menschheit wie Hunger und Energiebedarf gelöst werden. Zudem kann eine zunehmend zerstörte Natur wieder in ihren ursprünglichen, gesunden Zustand zurückversetzt werden. Deshalb richtet sich die Aufmerksamkeit der Welt zunehmend auf EM.

Die Wirkung von EM-X basiert auf den antioxidativen Eigenschaften von EM. Der Unterschied besteht darin, dass EM-X keine Mikroorganismen enthält. Es wird durch einen strikt definierten Herstellungsprozess aus EM-1 gewonnen und ist als Erfrischungsgetränk anerkannt. EM-1 wird als Antioxidans in der Nahrungsmittelverarbeitung, bei Präzisionsmaschinen, als Rostschutz und auf vielen anderen Anwendungsgebieten eingesetzt. EM-1 ist also seinem Wesen nach eine Mikroorganismenkultur, EM-X ein daraus gewonnenes Konzentrat mit reichstem Gehalt an Antioxidanzien. Da EM-X kein Arzneimittel ist, unterliegt es keinerlei Einschränkung hinsichtlich des Gebrauchs oder der Menge. Es kann nach Belieben getrunken werden. Andererseits heilt es in wunderbarerweise Krankheiten durch seine starke Kraft als Antioxidans.

---

* In Japan weit verbreitete vergorene Sojabohnenpaste.

Erste Erfahrungen mit EM-X

Schon kurz nachdem EM-X entwickelt worden war, berichteten mir Leute ganz begeistert von seiner Heilwirkung. »Das ist was ganz Tolles für die Gesundheit!« und »Bei Krebs und altersbedingten Krankheiten zeigt es unerwartete Resultate«, hieß es. Damals war die Produktionsmenge noch sehr klein.

Aufgrund der starken Wirkung bei verschiedenen Krankheiten tauchte die Frage auf, ob EM-X nicht als reguläres Medikament formell anerkannt werden sollte. Sein Entdecker, Professor Higa, meinte jedoch, dies würde den Preis in die Höhe treiben, weil für seine Anerkennung eine Fülle von Wirksamkeitsnachweisen zu erbringen wären. So wurde EM-X als Fermentationsgetränk auf den Markt gebracht.

Ich selbst erfuhr von EM im Jahre 1992. Damals fungierte ich als Bürgermeister der Stadt Wako in der Präfektur Saitama. Ich förderte die Anwendung von EM-1 bzw. EM-A bei der Beseitigung von Hausmüll, bei der Abwasserreinigung und in der Landwirtschaft. EM-X weckte jedoch auch meine Neugier als Arzt. Auf mich alleine gestellt, experimentierte ich damit bei Hunden, Vögeln, Schweinen und Rindern. Ich wollte in Erfahrung bringen, wie EM-X in der Praxis wirkt.

Durch Beimengung von EM-X ins Tierfutter beobachtete ich selbst bei Tieren, die an Schweinepest oder an Euterkrankheiten erkrankt worden waren hervorragende Heilprozesse.

Nach eingehendstem Studium dieser Ergebnisse entschloss ich mich zum Selbstversuch. Ich litt damals an einem leichten Diabetes mellitus (Zuckerharnruhr; in der Folge verkürzt nur Diabetes genannt). Ich begann mit 20 ml pro Tag. Das Benommenheitsgefühl im Kopf verschwand und mein Zustand besserte sich drastisch. Der Diabetes ging zurück. Bis heute kann ich die Blutwerte eines gesunden Menschen halten.

Das politische Tagesgeschäft hielt mich unter permanentem Stress. Für nichts hatte ich genug Zeit. Alles ging auf Kosten des Schlafes. Mit der Einnahme von EM-X konnte ich sogar die nötige Schlafzeit verkürzen und blieb dennoch munter und frisch. Sollte ich es als positives Zeichen werten, dass ich mit einem Male mehr Alkohol vertrug?

Der höhere Alkoholkonsum erforderte aber auch eine verstärkte Arbeit der Leber für den Abbau des Alkohols. Ich schloss daraus, dass EM-X eine Normalisierung der Leberfunktion auslöste. Um dies nachzuprüfen, setzte ich EM-X bei einer mir seit langem bekannten, von einem chronischen Leberleiden geplagten Dame ein. Sie wurde mein erster klinischer Fall.

Über die Normalisierung der Leberfunktion zur Heilung von schweren Krankheiten

Für den Versuch mit EM-X an einem Kranken musste ich eine entsprechende Anfrage an das Gesundheitsministerium richten. Wie bereits erwähnt, gilt EM-X nicht als Medikament, sondern als Fermentationsgetränk. Dem betreffenden Ministerialbeamten entfuhr nur ein »Was? Das Zeug wollen Sie verwenden?« und ein »Nichts dagegen«.

Als Arzt trug ich allein die Verantwortung, musste mir aber natürlich das Einverständnis der Patientin einholen.

Die kranke Dame litt bereits seit über 30 Jahren an einer chronischen Form von Hepatitis C (Leberentzündung). Die Entzündung hatte sich zu einer Leberzirrhose entwickelt und war dann ins Leberkrebsstadium übergegangen. Vor sieben Jahren war sie daran operiert worden. Obwohl glücklicherweise ein Wiederaufflammen des Krebses unterdrückt werden konnte, lagen die Leberfunktionswerte (GOT/GPT) vier- bis fünfmal höher als der obere Wert des Normalbereichs. Ihr Zustand war insgesamt schlecht.

Ich begann mit einer Dosis von 40 ml täglich, steigerte aber bald auf 60 ml. Es erfolgte eine positive Reaktion im Körper der Patientin. Darunter ist zu verstehen, dass trotz einer Tendenz zur Besserung der Zustand der Patienten sich kurzfristig verschlechtern kann.

Eine Klippe war zu überwinden: Die über lange Zeit niemals auch nur annähernd normalen Leberfunktionswerte meiner Patientin mussten sich allmählich den Normalwerten annähern. In der Folge war eine deutliche Aufhellung ihrer Hautfarbe zu bemerken.

Normalerweise wird eine chronische Lebererkrankung von einer ganzen Reihe von Unpässlichkeiten begleitet. Chronische Leberentzündungen sind letztendlich nicht heilbar, aber man kann in Maßen zu einer normalen Lebensführung zurückkehren. Nach und nach verschlimmert sich dennoch der Zustand, und es ist eigentlich kaum vorstellbar, dass sich bei langer chronischer Leberzirrhose die Leberwerte noch einmal normalisieren.

Durch die positiven Resultate dieses Falles wurde ich in meinem Selbstvertrauen gestärkt und begann, Krebskranken im Endstadium mit deren Einverständnis EM-X zu verabreichen. Mir wurde recht bald klar, dass so nicht nur bei Krebs, sondern auch bei anderen schweren Erkrankungen ausgezeichnete Ergebnisse zu erzielen sind. Bei einem Rheumapatienten, der bis dahin nicht einmal mehr gehen konnte, stellte sich eine geradezu verblüffende Verbesserung seines Zustandes ein. Es handelte sich hier um einen typischen chronischen Gelenkrheumatismus mit unsäglichen Schmerzen.

Schmerzen des Kiefergelenks machten das Gähnen unmöglich und Hand- und Fußgelenke sind dabei so geschwollen, dass sie nicht mehr zu bewegen sind. Mein Patient setzte nun alle seine Hoffnungen auf EM-X. Wir begannen mit einer täglichen Dosis von 90 ml. Nach drei Monaten waren Schwellungen und Schmerzen verschwunden. Mundbewegungen und Gähnen waren nun schmerzfrei. Die Bewegungsmöglichkeit der Beine war soweit wieder hergestellt, dass er sogar mit leichtem Joggen beginnen konnte.

Auch bei Diabetes erzielen wir gute Ergebnisse

Ich möchte Ihnen von einem Fall von besonders schwerem Diabetes berichten, bei dem sich über lange Zeit keine Besserung einstellen wollte und erst EM-X es ermöglichte, auf die Insulinspritze zu verzichten und zu einer normalen Ernährungsweise zurückzukehren. Diesen Fall werde ich später noch detailliert schildern. Doch lassen Sie mich zuerst einige Anmerkungen allgemeiner Natur machen.

Wir können auch bei so schweren Erkrankungen wie einer Kollagenkrankheit (Kollagenose; siehe weiter unten) positive Ergebnisse vorweisen. Bei einem 39-jährigen Patienten begannen wir hierbei mit einer Trinkmenge von 30 bis 50 ml täglich. Nach einem Monat war eine deutliche Verbesserung sichtbar, so dass nicht nur die sechsmal täglich fälligen Steroide reduziert werden konnten, sondern auch die unvermeidlichen Nebenwirkungen zurückgingen. Der Haarwuchs setzte wieder ein und das Schwindelgefühl nach dem Aufstehen verschwand. Berichte von solchen und ähnlich gelagerten Fällen habe ich von Kollegen in großer Zahl bekommen. Immer wurde EM-X eingenommen.

Kollagenosen sind Krankheiten wie Rheuma, Polymyositiden (Entzündungen mehrerer Muskeln mit wanderndem Befall verschiedener Muskelgruppen und hohem Fieber) und die progressive systemische Sklerodermie (krankhafte Quellung des Bindegewebes, die mit Verhärtung und Verdünnung der Haut endet). Allen ist gemeinsam, dass das Immunsystem den eigenen Körper mit Schmerzen überzieht und schädigt. Daher auch der Name Autoimmunkrankheit.

Immunität bedeutet die Fähigkeit, von außen in den Körper eindringende Stoffe anzugreifen, abzuwehren und gegebenenfalls zu vernichten. Diese Fähigkeit kann auch als Antioxidationskraft betrachtet werden. Die Einnahme von EM-X als überragendem Antioxidans geht also mit einer Stärkung der Immunkräfte einher. Wir können deshalb ohne Übertreibung behaupten, dass EM-X nicht nur bei Kollagenkrankheiten, sondern bei allen schweren

Erkrankungen wirksam ist. Asthma ist beispielsweise eine kaum zu kurierende Krankheit, die vielen unserer Zeitgenossen schwer zu schaffen macht. Auch hier können wir viele geheilte Patienten vorweisen. Bei einem kleinen Jungen war gleich nach der Geburt Asthma diagnostiziert worden. In sechs Jahren hatte er schon eine ganze Reihe schlimmster Anfälle erleiden müssen. Eine tägliche Dosis von nur zehn ml sorgte für ein abruptes Ausbleiben dieser schrecklichen Symptome.

Eine 23-jährige Wertpapierhändlerin litt so sehr unter Asthmaanfällen, dass sie sich kaum noch in der Lage sah, ihren Beruf zufriedenstellend auszuüben. Die Therapie mit 20 ml EM-X täglicher Trinkmenge beendete alle Anfälle. Ich bewahre eine ganze Reihe solcher Berichte auf.

Jedermann muss anerkennen, dass die moderne Medizin große Fortschritte gebracht hat. Trotzdem ist noch immer eine Vielzahl von Krankheiten nicht heilbar. Krebs, Rheuma, Herzkrankheiten, Bluthochdruck, Alzheimer, Apoplexie, Diabetes, atopisches Ekzem (anlagebedingte Neurodermitis) usw. sind alles schwere und schwerste Erkrankungen, die nur unter günstigsten Vorraussetzungen im Einzelfall endgültig zu heilen sind.

Doch dabei kann EM-X seinen Beitrag leisten. Dieses Buch wird Ihnen von Fällen aus meiner klinischen Praxis berichten. Bedenken Sie, dass die heutige Ärzteschaft eher pessimistischer geworden ist, denn die Anzahl nicht heilbarer bzw. nicht behandelbarer Krankheiten nimmt ständig zu.

Eine Krankheit, für die es noch keine Therapie gibt, kann man nicht heilen. Der Kranke sollte auch nicht belogen werden. Mit dem Aufkommen von EM-X wird dem Arzt das Gefühl der Hilflosigkeit genommen, nichts ausrichten zu können. Er kann neue Hoffnung schöpfen.

Viele Menschen empfinden gegenüber der modernen Medizin Misstrauen, verknüpft mit Hoffnungslosigkeit. EM-X ist dann oft ein Hoffnungsschimmer. Mit EM-X sehen Menschen die Möglichkeit, dass ihre Krankheit heilbar oder ihr progressiver Verlauf zu stoppen ist. Sie hoffen, von starken Schmerzen befreit zu werden und schlimmen Krankheiten vorbeugen zu können.

Mit der Anwendung von EM-X als Heilmittel stehen wir erst am Anfang. Nichts ist für uns Klinikärzte wichtiger, als noch mehr Fallbeispiele zusammenzutragen, in denen EM-X erfolgreich war. Wir müssen den Menschen die ungewöhnliche Wirkkraft von EM-X verständlich machen. Die Bewahrung der Gesundheit, die Vorbeugung von Krankheiten, die Therapie – dies alles sind Einsatzbereiche von EM-X. Die folgenden Seiten sollen dies konkret erläutern.

Dr. Shigeru Tanaka

Die guten Resultate von EM-X in der Krebstherapie

Erfolge mit EM-X, wenn aus Altersgründen keine Operation mehr möglich ist

In mein Krankenhaus in Wako, Präfektur Saitama, Japan, kommen viele Krebspatienten im Endstadium, die von ihren Ärzten aufgegeben wurden. In meinem Büro habe ich ein Sprechzimmer für Fragen rund um EM-X eingerichtet. Aus den entferntesten Gegenden kommen Patienten mit der Anfrage zu mir »Können Sie mir nicht EM-X zu trinken geben?«

So war es auch bei Frau *Nami Nakashima* (86 Jahre). Sie litt an Eierstockkrebs im Endstadium. Eigentlich war sie nur aufgrund einer Verletzung verursacht durch einen Sturz in ein Allgemeinkrankenhaus eingewiesen worden. Bei dieser Gelegenheit wurde sie gründlich untersucht und dabei wurde auch der Krebs festgestellt. Die Ankündigung einer Operation stürzte die Familie in Verwirrung. Sollte in diesem Alter wirklich noch eine Operation vorgenommen werden? Daraufhin wurde die Patientin vorläufig aus dem Krankenhaus entlassen und zu einem Tokioter Spezialisten für Eierstockkrebs überwiesen. Seine nochmalige Untersuchung führte zur Diagnose, dass »eine Krebsoperation wohl erfolgreich verlaufen würde, aber aufgrund des schwachen Herzens das Überleben nicht gesichert wäre«. Auf eine Operation wurde somit verzichtet.

Ebenso schwer fiel es der Familie, untätig auf den Tod ihrer Angehörigen warten zu müssen. Zufällig lasen sie in einer Gesundheitszeitschrift einen meiner Berichte über EM-X und riefen mich Ende August 1996 an.

Der Tumormarker des Eierstockkrebses (eine vom Tumor erzeugte Substanz als Hilfswert zum Existenzbeweis und Therapieergebnis eines Krebses) ergab einen CA125-Wert von 104. Ein Wert von über 100 bedeutet schwerste Erkrankung. Ich gab der Patientin nur noch drei, vier Monate zu leben. Aber die alte Dame bestand auf EM-X. »Dann nehmen Sie dreimal täglich 70 ml davon (also insgesamt 210 ml)« bestimmte ich die Dosierung und ließ ihr das EM-X zukommen.

Als sie drei Monate später zur Nachuntersuchung in das Tokioter Krankenhaus kam, stießen die Ergebnisse auf allgemeines ungläubiges Erstaunen. Der CA125-Wert war bis auf 74 gesunken. Der Arzt war nicht von der Einnahme des EM-X unterrichtet worden. Ihm blieb alles ziemlich unverständlich. Bei der Patientin hatte dieser Wert das Vertrauen in EM-X natürlich schlagartig gesteigert. Es blieb bei der kontinuierlichen Einnahme. Über die spätere Entwicklung wurde ich seitens der Familie ausführlich unterrichtet, sodass ich alles im Griff hatte.

Zur Information die Veränderungen des CA125-Werts:

3. 8.1996	104	(Einnahmebeginn von EM-X am 6.9.)
4.12.1996	74	drei Monate Einnahme
3. 4.1997	70	sieben Monate Einnahme
5. 9.1997	65	zwölf Monate Einnahme

Solch große Veränderungen der Werte sind meistens ein Hinweis auf eine Zurückbildung des Tumors. Bei dieser Patientin kam noch hinzu, dass ihr Gesundheitszustand nun weitaus besser war als zuvor. Nach Berichten der Familie bekam sie nicht einmal mehr einen Schnupfen. Ihr graues Haar begann vom Stirnansatz her nachzudunkeln. Ihr lethargisches Verhalten ließ nach, sie wurde munter und wieder rüstig und kann immer mehr häusliche Pflichten übernehmen. Ja, sie hat sogar wieder begonnen, ein Tagebuch zu führen. Es ist nicht zu viel gesagt, dass dank der Einnahme von EM-X nicht allein der Tumor verschwand, sondern ihr ganzer Körper eine Verjüngung erfuhr.

Dies wird auch durch weitere Untersuchungen bestätigt. Im November 1997 wurde bei ihr im Krankenhaus ein Gehirn-Scanning durchgeführt. Der Zustand ihrer Gehirnzellen »zeigte sich so frisch wie bei einer 40-jährigen«. Der Diagnosearzt meinte, wenn es so bliebe, könne sie 100 Jahre alt werden. Selbst erste Anzeichen einer altersbedingten Demenz (Altersschwachsinn) waren verschwunden. Dreimal pro Woche geht sie zu Schönschreibübungen in ein Altersheim. Die EM-X-Dosis wurde etwas später auf dreimal 50 ml reduziert. Sie meinte kürzlich: »Solange ich EM-X nehme, habe ich keine Angst vor Krebs«. Selbst bei umfassendster ärztlicher Betreuung bleibt das Wichtigste das Vertrauen, dass mit EM-X eine Besserung oder sogar Heilung erreicht werden kann. Frau Nakashima hatte frühzeitig bemerkt, wie es ihr immer besser ging und dass sie dies EM-X zu verdanken hatte. Frau Nakashimas günstige Reaktionen schon während des ersten Monats der EM-X-Einnahme sind in Gesundheitsmagazinen detailliert publiziert worden. In dem genannten Fall war die Kooperation der Familie für die Wirkung von EM-X ganz entscheidend.

EM-X stärkt die Revitalisierungskräfte nach einer Operation

Im Folgenden möchte ich den Fall des an Lungenkrebs erkrankten Herrn *Sugie Uchida* (70 Jahre) schildern. Über Jahre hinweg war er als Bürgermeister einer Stadt auf Kyushu zu sehr beschäftigt, um zu mir ins Krankenhaus nach Saitama zu kommen. Er schrieb mir folgenden Brief, von dem ich nur die wichtigsten Punkte erwähnen möchte, da er vertraulich war: »Vor siebzehn Jahren wurde ich nach einem Herzinfarkt gerade eben noch gerettet. Danach schenkte ich meiner Gesundheit natürlich doppelte Aufmerksamkeit. Ich achtete auf Diät, beim Essen sah ich mich vor und ließ keine der zweimal jährlich vorgeschriebenen Untersuchungen aus. Im Januar dieses Jahres hieß es: ›Ohne Befund‹. Das Untersuchungsergebnis im folgenden Juli brachte ›eine Verschattung im Brustkorb‹. Die folgende minutiöse Untersuchung ergab als Diagnose eine Geschwulst im unteren Lappen des linken Lungenflügels. Sie war schon recht groß. Ich vermutete sofort Krebs. Eher heute als morgen käme eine Operation auf mich zu. Aber vorher wollte ich es mit EM-X versuchen. Ich nahm EM-X gemäß Ihren Anweisungen auf dem beigefügten Rezept ein. Noch einmal vielen Dank dafür. Unter einem von mir als leicht empfundenen Husten als Begleiterscheinung besserte sich mein allgemeines Befinden. Ich bekam wieder mächtig Appetit. Mit der ersten Diagnose riet ein Arzt zur Operation ›noch bevor es zu spät ist‹. Erst kürzlich war in medizinischen Kreisen erneut davon die Rede, den Krebs im möglichst frühen Stadium zu entfernen. Auch ich bin keineswegs völlig gegen eine Operation eingestellt.«

Eine Operation produziert aber aktivierten Sauerstoff in großen Mengen. Selbst wenn der Krebs besiegt wäre, bliebe der postoperative Zustand labil, die Immunkräfte könnten zum Erliegen kommen und wären Ursache für ein erneutes Aufflammen des Krebses. Dies kommt häufig im Zusammenhang mit der Einnahme von Krebsmedikamenten vor.

Auf Verlangen legte ich eine weitere Rezeptur bei und sandte es mit dem EM-X zu Herrn Uchida. Ich schrieb: »Nehmen Sie in der ersten Woche 100 ml pro Tag, jeweils zweimal 50 ml pro Tag. Später erhöhen Sie dann auf 200 ml«.

Wie geplant wurde Herr Uchida dann operiert. Eigentlich sollte der gesamte Lungenflügel herausgenommen werden, aber dann wurde doch nur die Hälfte entfernt.

Je kleiner der zu entfernende Teil ist, desto besser ist es für den Körper. Somit wird aber oftmals der Krebsherd nicht entschieden genug beseitigt. Dadurch steigt die Rückfallwahrscheinlichkeit an. Bei Herrn Uchida jedoch war eineinhalb Jahre nach der Operation erfreulicherweise kein Rückfall mehr zu diagnostizieren. Er gilt als kerngesund.

Herr Uchida war, wie gesagt, nicht von mir untersucht worden. Da es sich in seinem Fall um ein gutes Beispiel für die klinische Anwendung von EM-X handelt, bat ich den Arzt, mir die Daten der Krankheitsgeschichte für die Zeit vor, bei und nach der Operation zu übersenden. Es handelt sich hier um Daten aus dem Jahr 1996:

29.7. Einweisung in die Innere Medizin des Krankenhauses zur voroperativen Untersuchung. Ergebnis: Entschluss zur Operation unter Vollnarkose; es werden keine Komplikationen erwartet.
2.8. Verlegung in die Chirurgie.
5.8. Entfernung des unteren Lappens des linken Lungenflügels. Narkosedauer sechs Stunden. Operationsdauer vier Stunden 25 Minuten. Blutverlust 234 cm³. Nachoperativ mit Intubation auf Intensivstation.
6.8. Zehn Uhr vormittags. Luftröhrenschlauch abgezogen. 13 Uhr: Patient klagt über Hungergefühl.
7.8 Mittagessen, etwa die Hälfte der normalen Menge.
8.8 Volles Abendessen.
9.8. Patient kann wieder gehen.

Für einen 70-jährigen ist das eine schnelle Erholung. Zwischen dem Einnahmebeginn von EM-X und der Operation lagen nur zehn Tage. Seine rasche nachoperative Erholung ist im Zusammenhang mit der kontinuierlichen Einnahme von EM-X zu sehen. Wird EM-X vor der Operation eingenommen, dann ist deren Verlauf komplikationslos.

Die Wirksamkeit von Krebsmedikamenten

Herr *Osamu Saito* stand mit 41 Jahren in der Blüte seines Lebens, als er an Lungenkrebs erkrankte. Wie im Prolog berichtet, hatte sich der Krebs überhaupt nicht durch irgendwelche Symptome angekündigt. Er wurde nur in Zusammenhang mit einer Verschlechterung seiner Glykosurie (Zuckerausscheidung im Harn) im Krankenhaus aufgespürt. Seine Ehefrau wurde darüber informiert, dass er nur noch drei Monate zu leben habe. Das war im Dezember 1994. Vier Fünftel der linken Lungenhälfte waren befallen, eine Operation erschien kompliziert. »Sie müssen sich darauf einstellen, dass ihr Mann die nächste Kirschblüte nicht mehr erlebt«, lautete die Auskunft des Arztes. Frau Saito erzählte davon einem Freund der Familie, der sich sehr gut mit EM-X auskannte. Dieser nahm am folgenden Tag 200 ml EM-X in zehn Portionen à 20 ml mit ins Krankenhaus und empfahl dem mistrauischen Patienten diese zur Verbesserung des Urins einzunehmen.

Am übernächsten Tag setzte Fieber ein, jedoch nicht allzu hoch. (Etwa 37,5 °C so wie bei einer leichten Erkältung).

»Was hast du mir denn da mitgebracht?« fragte der Kranke vorwurfsvoll. Aber die Ehefrau wusste es besser. Kurz bevor der Freund nach Hause zurückkehrte, ließ sie sich von ihm noch detailliert über EM-X Auskunft geben, las alles in Zeitschriften und Informationsmaterialien, ging Prof. Higas bekannte Bücher (siehe Literaturtipp) durch und fand sich dann bestätigt, dass die körperliche Reaktion ihres Mannes durchaus positiv aufzufassen war.

Die Ehefrau hielt sich an die Anweisungen des Freundes und schüttete das EM-X in Trinkwasser, Fruchtsäfte oder mischte es einfach unter das Essen. Sie machte das so geschickt, dass der Patient von alledem nichts mitbekam. Das Krankenhaus hatte nicht mehr vor, den Krebs in einem solch fortgeschrittenen Stadium zu operieren. Man behalf sich nur mit Medikamenten. Einen Monat nach dem Abklingen des Fiebers wurde der Patient nach Hause entlassen.

Vermutlich hatte man das Fieber nur für eine Nebenwirkung der Krebsmedikamente gehalten. Bei der letzten Röntgenuntersuchung vor seiner Entlassung zeigte sich der Schatten schon etwas verkleinert. Auch das führte das Krankenhaus auf die Medikamente zurück; zumindest war das die Erklärung, die man der Ehefrau gegenüber gab: »Die Medikamente wirken bei manchen Patienten hervorragend, dann setzt für eine Weile Besserung ein. So auch bei Ihrem Mann. Vielleicht lebt er ja noch etwas länger als nur bis zur Kirschblüte«, so die Äußerung.

Vermutlich waren die Ärzte zu diesem Zeitpunkt bereits ziemlich verunsichert. Dass sich ein todgeweihter Patient kaum einen Monat später auf dem Wege der Besserung befand, war schon ungewöhnlich, doch man führte dies auf die Wirkung der Medikamente zurück.

Bei seiner Einlieferung wog der Patient 80 kg, bis zum Zeitpunkt seiner Entlassung hatte er 15 kg abgenommen. Die Ärzte wussten nur allzu gut, dass Medikamente im letzten Krebsstadium nicht mehr wirken. Natürlich konnte es sich nur um eine vorläufige Besserung handeln, eine von ihrem Standpunkt aus verständliche Einschätzung.

Die Ehefrau dachte anders. Sie glaubte an die Wirkung von EM-X und verabreichte ihrem Ehemann weiterhin heimlich EM-X. Zum Glück musste der

Patient einmal wöchentlich zur Nachbehandlung mit Krebsmedikamenten ins Krankenhaus. Daher konnte sie die Entwicklung des Krebses genau mitverfolgen.

Krebsmedikamente haben unter der zusätzlichen Einnahme von EM-X weitaus weniger Nebenwirkungen, und bewirken möglicherweise sogar eine Besserung. Deshalb sollte man die positive Wirkung nicht allein EM-X zugute halten. Im vorliegenden Fall verkleinerte sich der Krebs um jeweils ein Drittel pro Monat und war innerhalb kürzester Zeit besiegt. Wer sich in der Medizin auskennt, kann schlecht akzeptieren, dass Krebs allein durch EM-X verschwindet. Im beschriebenen Fall wussten die Ärzte bis zum Schluss nichts von EM-X. Allzu verständlich, wenn sie von der »starken Wirksamkeit« der Medikamente sprachen.

Der Freund des Hauses trat gleichsam als sein Lebensretter auf, aber der Patient ahnte von allem überhaupt nichts. Er ist jetzt in sein normales Leben zurückgekehrt und spricht immer noch davon, dass er »wegen Zucker im Urin« ins Krankenhaus gekommen sei und man ihm »komische Sachen zu trinken« gegeben habe! Ein hervorragendes Beispiel einer Heilung ohne Operation! Sicher sind ja auch die Krebsmedikamente wirksam gewesen, doch dann können wir annehmen, dass in diesem Falle EM-X die heftigen Nebenwirkungen der Medikamente unterdrückt hat.

Die starken Antioxidationskräfte von EM-X
Es gibt Beispiele dafür, dass EM-X auch dann noch wirkt, wenn erst nach der Operation mit der Einnahme begonnen wird. Der folgende Fall wird das verdeutlichen. Herr *Kazuari Hyodo* (45 Jahre) war von einem seltenen Krebs, nämlich dem Astroblastozytom, befallen.

Im Gehirn gibt es die sogenannte Glia (interstielles Zellgewebe des Nervensystems), die die Umgebung der Gehirnzellen ausfüllt. Der Krebs, der in einer Art, der Glia – Astroglia genannt – entsteht, ist das Astroblastozytom, das zu den bösartigen Krebsen gezählt wird.

Aus dem Krankenblatt des Patienten erfuhr ich, dass am 21. Mai der Tumor entfernt und am 28. Juni mit der Bestrahlung begonnen wurde. Nach der Operation in einer auswärtigen Universitätsklinik war eine Atemlähmung aufgetreten, die eine künstliche Beatmung notwendig machte.

Schließlich wollte er nach gelungener Operation aufstehen, aber er konnte sich nicht richtig bewegen. Die Diagnose war erschütternd und man gab dem Patienten wenig Hoffnung. Und es wird doch immer die Frage gestellt: »Kann man da nichts mit EM-X machen?!« Ich ließ ihn deshalb in mein Krankenhaus verlegen.

Bei seiner Einlieferung am 25. August waren seine Hände und Füße taub und bewegungsunfähig. Er lag völlig bewegungslos da. Am nächsten Tag begannen wir mit EM-X-Infusionen. Die verabreichte Menge war relativ gering, aber die direkte Zufuhr ins Blut potenzierte die Wirkung.

Für mich war das alles noch neu, und ich musste für solche EM-X-Infusionen noch allen Mut aufbringen, um auch nur mit ganz kleinen Mengen zu beginnen. Bald bemerkte ich, wie die Infusionen von EM-X zu wirken begannen.

Aus meiner Verantwortung als Arzt entscheide ich mich heute bei schwerkranken Patienten stets für die Infusionsmethode. Im Falle von Herrn Hyodo begannen wir mit zwei ml und steigerten dann um jeweils 0,5 ml. Tatsächlich setzte nach einer Woche die Spontanatmung wieder ein. Die Infusionen wurden fortgesetzt. Bald konnte er seine Hände schon wieder ein wenig bewegen. Seit einem Luftröhrenschnitt hatte er keinen Ton mehr hervorbringen können. Vom Bewusstsein her ist er sehr klar, auch der Appetit kommt allmählich zurück. Wie kann es sein, dass auf das vernichtende Urteil der Universitätsklinik noch eine solche Erholung möglich ist?

Eine Fehldiagnose seitens der Ärzte kann definitiv ausgeschlossen werden. Bei dem derzeitigen ärztlichen Behandlungsstand ist das Wachstum eines Krebses nicht so leicht zu stoppen. Wenn nach einer Tumorentfernung der Patient nicht mehr spontan atmen kann und Tetraplegie (vollständige Lähmung aller vier Gliedmaßen) auftritt, dann ist das Urteil: »Genesungsaussichten bestehen nicht« unvermeidlich.

So stellte sich die Lage nach außen dar. Im Patienten waren jedoch noch Selbstheilungskräfte vorhanden, die ihn am Leben erhielten. Nur hatten sie mit dem Wachsen des Tumors abgenommen. Als dieser entfernt war, blieb die Spontanatmung aus, da durch die Operation auch die letzten Kräfte des Kranken versiegt waren.

In einer solchen Lage bietet der Körper das Letzte auf und führt gegen den aktivierten Sauerstoff einen Kampf, den derjenige gewinnt, der über mehr Reserven verfügt. Bei Krebspatienten im letzten Stadium ist die Menge des aktivierten Sauerstoffs so hoch, dass ihm kaum genügend Antioxidanzien entgegengesetzt werden können, die deshalb ergänzt werden müssen.

Bevor es EM-X gab, konnten dem Körper Antioxidanzien nicht in genügender Menge zur Verfügung gestellt werden. Vitamin E, Vitamin C und Flavonoide sind vorzügliche Antioxidanzien, aber sie sind alle nicht in der Lage, für sich allein den Krebs entscheidend zu bekämpfen. Hier tritt EM-X hinzu und ergänzt diese fehlenden Kräfte.

Es hat mit seinen Antioxidanzien eine Art Brückenfunktion. Allein kann es den Krebs nicht direkt besiegen, aber bei zusätzlicher Zufuhr (durch Trinken oder Infusionen) werden beachtliche Resultate erzielt.

Den Patienten mit Krebs im Endstadium verbleiben unterschiedliche Restmengen an Vitalität. Der gleiche Verlauf, die gleichen Symptome – und doch bestehen Unterschiede in der Lebenskraft. Rein äußerlich betrachtet bleibt dies unverständlich. Aber die Einnahme von EM-X bringt es an den Tag, ja allein schon darin liegt die Bedeutung seiner Einnahme.

EM-X bewirkt nicht bei allen Menschen die gleichen Resultate, denn jeder menschliche Körper ist anders. So ist es unmöglich, gleichsam nach einer Regel zu verfahren und Menschen mit gleichen Symptomen die gleiche Dosis zu verabreichen, um identische Wirkungen zu erzielen.

Mehr als einmal bin ich trotz hoher Erwartungen mit EM-X bei Krebspatienten im Endstadium ohne gute Resultate geblieben. Aber tatsächlich kann man immer irgendetwas ausrichten. Ein guter Indikator zur Bestimmung der richtigen EM-X Menge für den Patienten ist der Tumormarker. Dazu kommen der körperliche Zustand des Patienten, die Willenskraft, Mut, Grad des Schmerzes, Depressivität, Sehkraft, Hörvermögen – ganz allgemein die mit den fünf Sinnen in Zusammenhang stehende Selbstwahrnehmung und der seelische Zustand des Patienten.

Die Steigerung der Antioxidationskräfte parallel nutzen

Es gibt Kranke, bei denen sich mit EM-X der Gesundheitszustand dramatisch verbessert, anderen Patienten kann man noch soviel EM-X geben – intravenös oder zum Trinken – und es ändert sich gar nichts. Es scheint, dass jeder Mensch eine spezifische Affinität zu EM-X hat. Meine bisherigen Erfahrungen zeigen, dass nur einer unter hundert Menschen nicht gut auf EM-X anspricht.

Vielleicht ist dies auch eine Frage der angeborenen Konstitution und der Gene. Auch wenn zu einem bestimmten Zeitpunkt keine Wirkung zu sehen ist, so wurden dennoch die Antioxidationskräfte des Körpers gestärkt. Irgendwann spater kann es zu einer heftigen Reaktion des Körpers kommen. Deshalb ist bei manifesten Erkrankungen wie Krebs die fortgesetzte Einnahme von EM-X unbedingt zu empfehlen.

Herr *Yoshiyuki Sassaki* (56 Jahre alt) kam während der Behandlung seines Lungenkrebses mit dem Wunsch nach EM-X zu mir. Er unterrichtete mich von seiner Krankheitsgeschichte. Der Krebs war im Juli 1996 diagnostiziert worden. Inzwischen hatten sich im Gehirn Metastasen (Tochtergeschwülste) gebildet, weder Krebsmedikamente noch eine Bestrahlungstherapie waren möglich. Eine Operation der Lunge wäre zu kompliziert gewesen, sodass die Ärzte bereits aufgegeben hatten. Auch dieser Patient wusste nichts von dieser letzten Diagnose. Seine Frau wurde folgendermaßen unterrichtet: »Ihr Mann hat Lungenkrebs, der in das Gehirn ausgestreut hat. Diese Stellen könnten wir mit Medikamenten und Bestrahlung angehen. Aber um die Lunge ist es schlecht bestellt. Da können wir nichts machen. Wir werden noch das Gehirn behandeln, ihn dann aber nach Hause entlassen. Machen Sie es ihm noch so schön wie möglich.«

Wenn sie dem Arzt Glauben schenken sollte, blieb nur noch »das Warten auf den Tod...« Dann hörte sie irgendwo von EM-X und rief sofort bei mir an. Nach meinen Aufzeichnungen war das etwa ein halbes Jahr nach der Entdeckung des Lungenkrebses. Es war der 21. Oktober 1997. Auf ihre Schilderung hin erwiderte ich: »Es sind schon viele Menschen mit EM-X geheilt worden. Zwar gibt es keine Garantie, aber geben Sie nicht auf.«

Umgehend schickte ich ihr eine Rezeptur zur Einnahme von 180 ml täglich. Bereits nach zwei Wochen bemerkte die Frau erste Veränderungen. Das Haar ihres Mannes wurde voller, es dunkelte nach, seine körperliche Verfassung wurde allgemein kräftiger.

Erfreut begleitete sie daraufhin ihren Ehemann zur Nachuntersuchung ins Krankenhaus. Die Röntgenaufnahmen bewiesen eine deutliche Reduzierung der verschatteten Flächen. Der Oberarzt schaute ziemlich verdutzt drein und meinte: »Merkwürdig, wie das Krebsmedikament gewirkt hat.«

Seitdem hat der Patient dieses Krankenhaus nicht mehr betreten. Bis zum heutigen Tag trinkt er EM-X. Seit dem »nur noch ein halbes Jahr« sind nun schon 18 Monate vergangen (März 1998). Das ist bereits ein ganzes Jahr mehr als prognostiziert. Ist das etwa nichts? Dennoch gaben wir uns damit noch nicht zufrieden.

Ende 1997 erhielten wir die Nachricht, sein Zustand habe sich erheblich verschlechtert. Unsere Untersuchung ergab, dass sich der Krebs im Gehirn auf dem Rückzug befand, jedoch waren, außer einem 3 bis 4 cm großer Tumor im rechten Lungenflügel, Metastasen in beiden Lungen zu finden. Wieder setzten Blutauswurf und Husten ein. Die Lymphdrüsen des Halses waren geschwollen. EM-X als Getränk wirkte nicht mehr. Wir mussten auf Infusionen umstellen. Diese Therapie kurierte den Husten und den Blutauswurf, auch die Schwellung der Lymphdrüsen ging zurück, aber solange dies nicht ganz behoben war, blieben wir bei den Infusionen. Langsam setzte eine Tendenz zur körperlichen Erholung ein.

Aus diesem Fall können wir lernen, dass EM-X keine Magie ist. Es steigert die Antioxidationskräfte und fördert die Tendenz zur Selbstheilung. Es gibt Fälle, wo Krebs zurückgeht und wo er bleibt. Daher ist es besser, in solchen Fällen eine kombinierte Therapie anzuwenden, z.B. mit AHCC (active hexose correlated compound-funktionale Ernährung),* Haifischknorpeln oder Vitamin C. Setzt mit EM-X nur verzögert die Wirkung ein, sollte man zur Stärkung der Antioxidationskraft das Augenmerk auch auf die Ernährung richten.

Gute Resultate ohne Nebenwirkungen anstreben
Anhand des Falles von Frau *Teruko Hara* (61 Jahre) möchte ich die Wirkkraft von EM-X, bei oraler Einnahme belegen. Ihr Fall ist bestens durch die schriftlichen Befunde dokumentiert. Als Frau Hara zum eintägigen Gesundheitscheck in der Universitätsklinik war, ergab die Untersuchung, »dass sich im rechten Lungenflügel eine Abnormität befand«. Die Computer-Tomografie (CT) führte zum Befund eines Tumors mit einem Durchmesser von 1 cm.

Nach wiederholten Konsultationen sollte es zur Operation kommen. Da Frau Hara und ihr Ehemann EM-X kannten, suchte mich die Kranke auf auf und wünschte bis zur Operation so viel wie möglich von EM-X einzunehmen, um damit ihre Antioxidationskräfte zu stärken. Wir begannen mit also dreimal täglich 20 ml, also einer täglichen Ration von 60 ml. Nach jeweils fünf Tagen sollte die Dosis um 10 ml pro Ration erhöht werden. Die Zieldosis lag bei dreimal täglich 60 ml, also 180 ml pro Tag. Nur zwei Monate nach Einnahmebeginn war der zentimetergroße Tumor verschwunden. Die Operation konnte gestrichen werden. Früher hätte man in einem solchen Fall den rechten Lungenflügel komplett entfernt, was natürlich die Atmung erschwert hätte. Andere Komplikationen, wie etwa eingeschränkte Bewegungsfähigkeit, wären hinzugekommen. Es hätte als ein äußerst schwerer Fall betrachtet werden müssen.

In jüngster Zeit sind in der Operationstechnik große Fortschritte erzielt worden. Mit Hilfe eines Endoskops (Innenspiegels) wird die Lunge eingehend untersucht und die befallenen Stellen ausfindig gemacht. Nur diese sind

---

* Spezialmischung von Pilzextrakten, die in Japan gewonnen und verarbeitet werden. Optimal bei Krankheitsbildern, die im direkten Zusammenhang mit einem geschwächten Immunsystem stehen.

dann noch zu entfernen. Man braucht solche Operationen heute also nicht mehr zu fürchten. Es genügt völlig EM-X zu trinken. Bei einem kleinen Krebs von weniger als 1 cm Durchmesser nimmt man rechtzeitig EM-X und der Tumor verschwindet ohne Operation. Das Beispiel von Frau Hara belegt das drastisch.

Ich meine, in ihrem Falle war es bedeutsam, dass der Tumor frühzeitig entdeckt worden war. Dies ist die beste Gewähr für eine Heilung. Das bedeutet jedoch nicht, dass man bei einer späteren Entdeckung alle Hoffnung fahren lassen muss, wie ich an Hand des folgenden Falles belegen möchte.

Bei Schilddrüsenkrebs erfolgt die Zellbildung nur zögerlich. Frühzeitige Erkennung ermöglicht eine Operation. Im Falle von Frau *Kazuko Inoue* (43 Jahre) hatte zum Zeitpunkt der Diagnose der Krebs bereits in die Lunge ausgestreut, sodass eine Operation nicht mehr in Frage kam.

Frau Inoue griff auf »volkstümliche« Behandlungsweisen und auf Rezepte der Kanpo-Medizin* zurück, denen nach landläufiger Meinung hohe Wirksamkeit beigemessen wird. Da sich überhaupt keine Erfolge einstellten, wechselte sie auf EM-X über. Mit der Einnahme sank der als Tumormarker verwendete Thyreoglobulin-Wert auffällig, bis vier Monate später das Krebswachstum zum Erliegen kam.

Frau Inoue nahm 70 ml EM-X täglich ein. Nachdem der Krebs nicht weiter wuchs, fuhr sie einfach mit der Einnahme fort. Ein halbes Jahr nach Einnahmebeginn konnte sie wieder ihren täglichen Hausarbeiten nachkommen. Außer EM-X erfuhr sie keine weitere Therapie.

Bei einem weiteren, ähnlich gelagerten Fall wurde bei einem Mann durch Computer-Tomografie-Scanning (CT-Scanning) eine etwa fünf mm große Lungengeschwulst festgestellt.

Da es sich um Krebs handeln konnte, wurde er in ein staatliches Krebszentrum eingewiesen. Dort ergaben die entnommenen Zellproben kein eindeutiges Ergebnis.

---

* Mit Kanpo bezeichnet man in Japan die japanische Variante der Traditionellen Chinesischen Medizin (TCM). Da die chinesische Medizin durch starken chinesischen Einfluss in Japan lange Zeit – mehr als ein Jahrtausend – bis zur Modernisierung offizielle Schulmedizin war, haben sich in Japan eigenständige, manchmal auch konträre, Medizinschulen herausgebildet. Kanpo [Kanpo ist in Japan die gebräuchliche sinojapanische Bezeichnung für TCM und bedeutende Methode der Han (-Dynastie)] ist also nicht vollkommen mit TCM deckungsgleich.

Vorsichtshalber wollte er sich aber drei Monate später noch einmal untersuchen lassen. Zufällig stieß er zu diesem Zeitpunkt auf EM-X. Da es, wie er meinte, mit EM-X nicht schlechter werden könnte, begann er mit der Einnahme.

Drei Monate später wurde er noch einmal untersucht. Die Geschwulst war spurlos verschwunden. Auch dieser Mann hatte seinen Arzt nicht von EM-X in Kenntnis gesetzt. Der konnte sich keinen Reim auf die Entwicklung machen und meinte:»Vielleicht waren Sie beim letzten Mal nur erkältet.« Ein mit EM-X vertrauter Arzt jedoch kennt die Entwicklung in solchen Fällen.

Im vorliegenden Fall lag noch kein Krebs vor, aber es ist zu bedenken, dass daraus Krebs hätte entstehen können. Darum ist die rechtzeitige Behandlung mit EM-X auch einer gutartigen Geschwulst immer ratsam.

Wenn auch gegenwärtig der medizinische Beweis für die Wirksamkeit von EM-X noch nicht zu erbringen ist, sollte es schon allein aufgrund der Tatsache, dass dem Patienten Sorgen um eventuelle Nebenwirkungen genommen werden, die Pflicht des Arztes sein, den Kranken über EM-X aufzuklären.

Krebsvorsorge: Maßnahmen gegen aktivierten Sauerstoff und Aufnahme essentieller Aminosäuren
Bisher habe ich die ausgezeichnete Wirksamkeit von EM-X bei Krebs hervorgehoben. Nun möchte ich einige Überlegungen anfügen, die sich bei den mit den modernen Heilmethoden befassten Personen stellen: Warum erkranken Menschen überhaupt an Krebs?

Der Körper der Menschen, Tiere und auch der Pflanzen besteht aus Zellen. Sie sind die kleinsten Lebenseinheiten eines jeden Körpers. Der Aufbau dieser Zellen folgt einem Muster. Im Inneren der Zelle sitzt der Kern, worin sich wiederum die DNA als Träger der Lebensinformation befindet.

Von den in der DNA eingeschriebenen Informationen werden alle Lebensaktivitäten bestimmt. Krebs bedeutet, dass Krebsgene aktiv werden und gesunde Zellen durch die »falsche« Information der Krebszellen ebenfalls erkranken. Man weiß, dass auch in gesunden Menschen täglich 3000 Krebszellkeime entstehen. Unter diesen befinden sich die Zellen, die dann zu Krebs mutieren. Das heißt, auch im Körper eines gesunden Menschen kommt es zum Wachstum von Krebszellen.

Selbst wenn Krebsgene eifrig Krebszellen produzieren, arbeiten Krebssuppressionsgene an der Zerstörung der bösartigen Zellen. Wirkt diese Bremse jedoch nicht, entsteht Krebs. Nehmen wir z.B. das Gen P 53. Dieses produziert aufgrund seiner krebsgegnerischen (antikarzinogenen) Eigenschaften das Suppressionseiweiß. Wenn dieses Gen nun durch den Angriff des aktivierten Sauerstoffs Schaden erleidet, entsteht Krebs. Suppressionseiweiß ist unverzichtbar. Krebsvorsorge bedeutet daher: Durch aktivierten Sauerstoff entstehende Schädigung verhindern und vor allem hochwertiges Eiweiß in guter Qualität zu sich nehmen.

Es gibt viele Gründe für die Entstehung von Krebs. Man kennt etwa 50 wichtige Verursacherstoffe und Faktoren. Warabi (Farnknospen) und gebratener Fisch gehören jedenfalls mit Sicherheit nicht dazu*. Zusatzstoffe bei Fertigprodukten sind bedenklich, heißt es. Tatsache ist, diese haben keinen besonderen Einfluss. Eine normale abwechslungsreiche Ernährung verursacht sicher keine Krebserkrankung. Jedes Übermaß in der täglichen Nahrung ist jedoch nicht gut. Neigt man z.B. zu fortgesetzter, übermäßiger Aufnahme von tierischen Fetten, entstehen daraus Faktoren zur Entstehung von Krebs und Alterskrankheiten, sowie eine Beschleunigung des Alterungsprozesses allgemein.

Wie man es dreht und wendet: Es hängt mit der Produktion von aktiviertem Sauerstoff zusammen. Was sollte man dann nicht essen? Zwar kann sich der menschliche Organismus in seiner Verdauungsfunktion an die gesteigerte Nahrungszufuhr anpassen, aber irgendwann platzt der Stoffwechsel aus allen Nähten. Es ist wie bei einem Ofen, wo Brennholz durch Steinkohle ersetzt wird. Der Ofen hat ein spezifisches Volumen. Steckt man nun Steinkohle an Stelle von Brennholz hinein, entsteht eine unvollständige Verbrennung. Es schwelt, Rauch steigt auf, aber es brennt nicht gut. Bezogen auf den menschlichen Körper entspricht dies übermäßigem Essen. Verdauung, Absorption, Verbrennung, Ausscheidung – der Stoffwechsel wird gestört, es entsteht aktivierter Sauerstoff.

Dieser greift die Gene an, der Körper »setzt Rost an«, es entstehen Schmerzen. Da ist es ganz natürlich, dass über kurz oder lang die Körperfunktionen aus dem Takt geraten. Man muss einsehen, dass diese Unregelmäßigkeiten die Grundlage für einen Prozess sind, der zu Krebs führen kann.

Warum altern manche Leute schneller als andere?
Jedermann weiß, dass übermäßiges Essen und Trinken, ein ungeregeltes Leben, zu viel Stress, Alkoholmissbrauch und Rauchen aktivierten Sauerstoff erzeugen und deswegen natürlich nicht gut sind. Aber auch viele Menschen mit geregeltem Lebensstil erkranken an Krebs.

---

* Weit verbreitete falsche Meinung unter Japanern, dass diese Nahrung zu Krebs führt.

Besonders wichtig ist, nicht zu rauchen und keinen Alkohol zu trinken. Auch die richtige Ernährung ist ein Vorteil. Meiden Sie insbesondere Stress! Kann man nun trotzdem an Krebs erkranken? Genau betrachtet sind unter den Krebskranken viele, die ein ganz normales Leben geführt haben. Da bleibt letzten Endes nur die Schlussfolgerung, dass im Kampf zwischen dem entstehenden aktivierten Sauerstoff und den körpereigenen Antioxidationskräften der aktivierte Sauerstoff mit seiner Schädlichkeit den Sieg davongetragen hat. Der Mitochondrien genannte Zellenbestandteil ist der Produktionsort für die Energie. Für die Verbrennung von Nährstoffen wird dort stets Sauerstoff verbraucht. Bei der Verbrennung entsteht aktivierter Sauerstoff mit einem Anteil von zwei Prozent. Es ist ein Sauerstoff mit aggressiver Oxidationskraft. Er verletzt die Gene und produziert die Alterungssubstanz Lipidperoxid, unabhängig von der Ernährungsweise. Die Energieproduktion ist jedoch notwendig. In Folge dessen muss ein System vorhanden sein, das den Schaden des im Körper erzeugten aktivierten Sauerstoffs begrenzen kann.

Was ist das für ein System? Kommt es im Körper zur Produktion aktivierten Sauerstoffs, entsteht proportional die Antioxidationssubstanz SOD (Superoxid-dismutase), eine Art Entgiftungsstoff. Ab etwa dem 40. Lebensjahr sinkt die Fähigkeit, diese Substanz zu produzieren. Mit der Abnahme dieser Fähigkeit geht leider eine Zunahme an Krebserkrankungen und anderen Alterskrankheiten einher. Deshalb werden ab dem mittleren Lebensabschnitt die Antioxidanzien um so lebensnotwendiger.

Um dieses Defizit auszugleichen, sollte alles Überflüssige aus der Ernährung zu verbannt werden, das in irgendeiner Weise zur Produktion von aktiviertem Sauerstoff beitragen könnte, damit ein Teil des möglichen Schadens verhindert werden kann. Andererseits müssen Antioxidanzien von außerhalb zugeführt werden.

Solche Antioxidanzien sind z.B. die Vitamine E und C, dann das für die Produktion von SOD (kontrolliert den aktivierten Sauerstoff im Körper – Wichtig!) im Körper unerlässliche Eiweiß sowie Mineralien. Jedoch ist es äußerst schwierig, den benötigten Anteil an Vitaminen und Mineralien durch die Ernährung zu ergänzen. Die notwendige Menge Vitamin C (50 bis 60 mg) zu erreichen, um nicht an Erkrankungen aufgrund von Vitaminmangel zu leiden, ist leicht. Möchte man aber aktiv Krebs vorbeugen, sind 1000 bis 2000 ml pro Tag nötig. Diese sind schwerlich über die normale Nahrung aufnehmbar. Auf diesen Aspekt werde ich noch in Kapitel 4 genauer eingehen.

Schaut man sich das Antioxidationsniveau an, so wird im Alter die normal benötigte Menge nicht erreicht. Mit zunehmendem Alter nimmt nämlich die produzierte Menge an SOD unmerklich ab. Auch bei äußerlich gesunden Menschen liegt darin die Ursache für Krebs oder Alterskrankheiten.

Krebs und Alterskrankheiten kann man zwar vielleicht vermeiden, der aktivierte Sauerstoff fördert aber den Alterungsprozess, und mit der Zunahme des aktivierten Sauerstoffs wird die Abnahme der Antioxidanzien gefördert, was wiederum den Alterungsprozess beschleunigt. Bei Menschen gleichen Alters und gleicher Lebensweise – der eine erscheint gealtert, der andere noch jung – macht die fehlende Antioxidationskraft den Unterschied.

Bevor EM-X auf den Markt kam, war es lediglich ratsam, auf die Einnahme von Antioxidanzien bedacht zu sein. Allerdings war die vor etwa zehn Jahren entstandene Theorie über die Schädlichkeit des aktivierten Sauerstoffs leider noch nicht bei den Ärzten im medizinischen Alltag verankert. Nur ein kleiner Teil der Ärzte ist frühzeitig darauf aufmerksam geworden und hat verschiedene Antioxidationsmethoden ausprobiert. Traditionelle Heilmethoden der Volksmedizin und die neu entwickelten bringen bisweilen beachtliche Heilungen von Krebserkrankungen hervor; jedoch gehört bei Parallelverwendung in den meisten Fällen der Antioxidationsmethode das Verdienst.

Auch ich habe mit der Kanpo-Medizin begonnen und dabei diverse Verfahren ausprobiert. Natürlich ist immer wieder zu berücksichtigen, dass jeder menschliche Körper anders reagiert.

Es ist ein großes Plus, individuell auf unterschiedliche Reaktionsweisen eingehen zu können. Meines Wissens ist bislang die Antioxidationskraft von EM-X unübertroffen geblieben.

Krebsfälle, bei denen EM-X keine Besserung brachte
Bedauerlicherweise hatten wir einen Fall, wo bei gleichzeitiger Einnahme von Krebsmedikamenten und EM-X keine schnelle Besserung eintrat und die Patientin dann an einer Lungenentzündung verstarb. Frau *Mariko Shiraishi* (68 Jahre alt) litt an Blutkrebs, d.h. an T-Zellen-Leukämie. Krebsmedikamente sprechen im Allgemeinen nur bei einem Teil der Krebserkrankungen an, bei Erkrankungen der weißen Blutkörperchen sind sie gut wirksam.

So entschloss man sich im besagten Fall zu einer medikamentösen Krebsbehandlung. Wie allgemein bekannt, kommt es dabei zu heftigen Nebenwirkungen. Es stellte sich nun die Frage, ob nicht durch EM-X diese Nebenwirkungen vermindert werden könnten. Die Einnahme von EM-X wurde gleichzeitig mit den Medikamenten begonnen.

In diesem Fall begannen wir mit dreimal täglich zehn ml, um im Fünf-Tage-Turnus jeweils um 10 ml zu steigern, bis auf 30 ml. Sodann gab es alle drei Tage eine Steigerung um 10 ml bis 60 ml. Das sollte gemäß der Verordnung beibehalten werden. Alles schien ungewöhnlich gut zu verlaufen, auch die Nebenwirkungen setzten aus; der Verlauf der medikamentösen Behandlung von drei Monaten wurde als recht gut bewertet.

Aber dann stellte sich eine Lungenentzündung ein. Die Folge einer Erkrankung der weißen Blutkörperchen ist deren ungewöhnliche Vermehrung, und man könnte der Meinung sein, dass sie den Erreger bekämpften. Die in ihrer Form veränderten weißen Blutkörperchen eines Erkrankten verlieren jedoch die Fähigkeit, Erreger abzutöten, wodurch es leicht zu einer Lungenentzündung kommen kann. Zu meinem großen Bedauern starb die Patientin an der Lungenentzündung.

Der bedauernswerte Herr *Yoshisabu Yamaguchi* (61 Jahre alt) litt an Speiseröhrenkrebs. Ihm brachte die Einnahme von EM-X keinen Erfolg. Der Krebs siedelte in die Leber über, Wasser sammelte sich in der Bauchhöhle, es kam zur Gelbsucht. Seine Behandlung erfolgte in einem anderen Krankenhaus. Dort meinte man, dass der Fall hoffnungslos sei, und wollte als letzten Versuch EM-X geben: Einmal täglich 10 ml, dann nach zwei Tagen um jeweils 10 ml steigern, bis man auf 70 ml pro Einnahme käme. Das war die Maßgabe, aber sie half nicht.

Die Verschreibung von EM-X erfolgte zu spät. Selbst der behandelnde Arzt musste aber eingestehen: »Sonderbar, dass er sich nicht mehr über Schmerzen beschwert hat. Er hatte auch wieder angefangen, ruhiger zu atmen.« Krebs in der Endphase bedeutet oft schwerstes Leiden. Aus medizinischer Sicht ist nichts mehr auszurichten. Alle Anstrengungen können dann nur noch auf die Minderung der Schmerzen gerichtet werden.

Bei Opiaten wird es jedoch unumgänglich, die verabreichten Mengen nach und nach zu steigern. Nicht selten bleibt irgendwann die Wirkung schließlich ganz aus. Dann kann der Arzt nichts mehr für den Patienten tun. Der Anblick solch eines leidenden Patienten mit seinen immer stärker werdenden Schmerzen ist schrecklich. In diesen Fällen bedeutete die Einnahme von EM-X wirklich eine große Hilfe.

Es ist richtig, dass wir mit EM-X bei Krebs bedeutende Wirkungen erzielen können. Aber es versteht sich fast von selbst, dass ab einer bestimmten Größe der Krebsgeschwulst die Einwirkungsmöglichkeit immer weiter eingeschränkt wird.

Bei einem geschwächten und aufgedunsenen 52-jährigen, an Leberkrebs im letzten Stadium erkrankten Patienten hatte der Tumor einen Durchmesser von 15 cm erreicht. Über einen Zeitraum von 75 Tagen wurden ihm täglich

70 ml EM-X verabreicht. Letztlich blieb das alles ohne Wirkung. Zur damaligen Zeit haben wir EM-X noch nicht als Infusion verabreicht; dies hätte möglicherweise doch noch Hilfe gebracht.

Man sollte jedoch bedenken, dass eine tägliche Menge von 70 ml nicht unerheblich ist. Im Falle eines 60-jährigen Leberpatienten hatten wir über drei Monate hinweg 70 ml EM-X täglich verabreicht, ohne dass wir einen sichtbaren Erfolg zu verzeichnen hatten. Ein sehr großes Leberkarzinom ist mit Hilfe von EM-X kaum zu beeinflussen.

Nur eines kann noch gesagt werden. Bei einem solchermaßen wuchernden Karzinom ist eine Operation angeraten, um im Anschluss je nach Krebsart mit Medikamenten oder Bestrahlungen zu arbeiten. Parallel dazu eingenommenes EM-X vermehrt die Antioxidationskraft und aktiviert die körpereigenen Selbstheilungskräfte, d.h. die Immunkräfte. Wenn die Krebsmittel und die Bestrahlungen die Immunkräfte nicht reduzieren können, sind eben weit bessere Resultate möglich.

Positives Beispiel: Nach einer Hepatitis C-Erkrankung mit resultierender Leberverhärtung hatte sich bei einem Mann Leberkrebs entwickelt. Dieser hatte bereits die Pfortadervene angegriffen. Das Rückfallrisiko lag ungewöhnlich hoch. An eine weitere Einnahme von Krebsmitteln war nicht mehr zu denken. Alle Hoffnungen des Patienten richteten sich auf EM-X. Drei Monate später zeigte der Tumormarker bereits deutlich sichtbare Verbesserungen. Aufgrund solcher Fälle lässt sich die Wirkung EM-X bei der Behandlung eines übergroßen Tumors dann doch bestens belegen.

Herr *Sato* (47 Jahre alt) litt an einem seltenen, bösartigem Neurinom, einem Nerventumor, bei dem der Krebs von der den Nerv ummantelnden Scheide ausgeht. Seine Krankenakte hatte, bis er zu uns kam, folgende Eintragungen:

November 1984: Malignes rektales Schwannom, Rektumexstirpation, Anlegen eines Stoma (künstlichen Anus).
Januar 1989: Exzision eines o. g. Rezidivs.
Mai 1992: Exzision wegen Lokalrezidivs.
Oktober 1994: Einseitig-sakrale Rektumamputation. Lebermetastasen werden entdeckt.
November 1994: Exzision des oberen und unter Areals der Pars anterior der Leber.
August 1996: Metastasen in der rechten Thoraxwand, Exzision der fünften bis sechsten Rippe, Rekonstruktion mit Netzplastik.

Mai 1997: Heftige Schmerzen im rechten, wieder aufgebauten Brustwandbereich und in der Perinealgegend.

Nach den wiederholten Operationen hatte sich der Zustand des Patienten kontinuierlich verschlimmert. Er wartete nur noch auf seinen Tod. Daher wurde er in mein Krankenhaus überwiesen, um mit EM-X eine Schmerzlinderung zu erreichen. Bei der Therapie mit EM-X wurden Infusion und Einnahme kombiniert. Wir begannen die Einnahme mit Portionen von 30 ml, steigerten nach jeweils drei Tagen um 10 ml, bis wir bei dreimal 70 ml täglich (210 ml) anlangten. Zu jenem Zeitpunkt tauschten Herr Sato und ich eine eidesstattliche Erklärung aus, die ich der Nützlichkeit wegen hier anführe:
»Eidesstattliche Erklärung: Anlässlich meiner Anfrage an Herrn Dr. Tanaka, dem behandelnden Arzt, mich mit EM-X zu behandeln (Einnahme, EM-X-Infusionen), habe ich durch ihn eine ausführliche Aufklärung erhalten und sie auch voll verstanden. Ich stimme hiermit seiner Therapie ausdrücklich zu. Darüber hinaus erkläre ich, dass ich Herrn Dr. Tanaka in Bezug auf die spezielle Therapie mit EM-X weder in rechtlicher, politischer noch medizinischer Hinsicht zur Verantwortung ziehen werde. Ich bitte hiermit um die Behandlung.« (Namensstempel des Betreffenden und der beglaubigenden Zeugen.)
Bei dem Patienten hatten sich schmerzhafte Metastasen in den Beinknochen gebildet, die unbehandelbar waren. Im vorherigen Krankenhaus hatte man es mit Nervenblockaden versucht. Während der EM-X-Therapie zeigte sich der Patient bis zu seiner Entlassung aus dem Krankenhaus so weit wie möglich geduldig. Es ist schon eine enorme Entwicklung, dass ein totkranker Patient in einem solch elenden Zustand so weit wieder hergestellt werden kann, dass sogar seine Verlegung nach Hause möglich wird.
Anlässlich dieses Falles erinnerte ich mich an meinen Seniorkollegen. Ich kannte seinen Zustand – Lungenkrebs im letzten Stadium. Nach dem völligen Austherapieren seitens des behandelnden Krankenhauses wurde seine Lebenserwartung auf ein halbes Jahr geschätzt. Als mir seine Lage zu Ohren kam, war bereits ein ganzes Jahr dazu gekommen.
Sobald ich ihm das gewünschte EM-X gesandt hatte, nahm sein zuvor völlig ausgemergelter Körper nun drei kg in einer Woche zu. Eine solche Gewichtszunahme bei Krebs im Endstadium ist eigentlich ausgeschlossen. Das war nun der Beweis dafür, dass EM-X seinen geschwächten Körper in eine gute Richtung führte.
»Gott sei Dank geht es mir nun besser. Ich werde EM-X weiterhin trinken.«

Dies teilte er mir erfreut am Telefon mit. Da auch er Arzt war, fiel ihm die Wirksamkeit von EM-X natürlich besonders auf. Ich fuhr fort, ihm EM-X zuzusenden. Ein halbes Jahr später erhielt ich von seiner Frau die Nachricht von seinem Ableben. Wahrscheinlich war seine schon zerschlagene Lebenskraft trotz EM-X an ihr Ende gelangt.

Ich denke nicht, dass es damals schon zu spät war. Wie ich im Nachhinein von seiner Frau erfuhr, hatte sich sein Zustand nach Einnahmebeginn von EM-X ein wenig gebessert. Aber durch die heftigen Nebenwirkungen der gleichzeitig verabreichten Krebsmedikamente wurde er so geschwächt, dass er letztendlich nicht einmal mehr in der Lage war, EM-X zu trinken.

Ich hege keinen Zweifel daran, dass er sich erholt hätte und die natürlichen Selbstheilungskräfte voll zur Entfaltung gekommen wären, wenn die Nebenwirkungen nicht gewesen wären, und er weiterhin EM-X getrunken hätte. Lebenskräfte waren ja noch vorhanden, sonst hätte er nicht über ein Jahr länger als die prognostizierten sechs Monate gelebt.

Wirksamkeit von Krebsmitteln
Die medikamentöse Behandlungsmethode von Krebs wird gegenwärtig in der medizinischen Welt heftigst diskutiert. Bei Leukämie (Blutkrebs) wird sie allerdings nicht in Frage gestellt, obgleich hier die Nebenwirkungen beachtlich sind. Bei Krebsarten, wo sie nicht wirksam sind, sollen Medikamente nicht angewendet werden.

Krebspräparate können, außer bei Leukämie, auch bei Krebsarten von Kleinkindern, beim kleinzelligen Lungenkrebs und beim Chorionepitheliom (Zottenhautkrebs des Eierstocks) eingesetzt werden. Bei Dickdarm- und Bauchspeicheldrüsenkrebs sind sie überhaupt nicht wirksam. Bei Magen- und Leberkrebs bleiben sie meistens ohne Wirkung.

Obwohl diese Tatsachen in Fachkreisen bekannt sind, wird trotzdem eine medikamentöse Behandlung durchgeführt; warum? Eines der wichtigsten Motive ist, dass ein Arzt nichts weniger ertragen kann, als den Dingen ihren Lauf lassen zu müssen. Wie unerträglich ist es, wenn das Krebsmedikament keine Wirkung zeigt, ein nichtoperabler Krebs vorliegt oder die Heilung gar nicht gut verläuft! »Vielleicht hilft es bei diesem Patienten ja doch«, mag mancher Arzt denken. Es gibt Ärzte, die geradezu beten, dass das Medikament doch wirken möge.

Wie ich zuvor schon ausgeführt habe, bin ich gegen den nachweislich unwirksamen Einsatz von Krebsmitteln. Jedoch wird man einem Kranken, der eine Operation hinter sich hat und nun seine nachoperative Behandlungsroutine durchleidet und sich dem Arzt voll und ganz anvertraut, eine Medikamentierung nicht einfach abschlagen können.

Oft bekomme ich im Gespräch mit Patienten zu hören: »Es hilft doch, was Sie mir da geben?« Ich antworte dann: »Sie müssen es nur zusammen mit EM-X einnehmen.« Bei einem Krebs, der medikamentös behandelt werden kann besteht die Möglichkeit, dass die Nebenwirkungen durch EM-X gelindert werden. Dort, wo die Mittel nicht anschlagen, kann die Einnahme von EM-X nie nachteilig sein.

Mein Credo ist: »Besser die Krebsmittel absetzen und eine Flasche EM-X trinken.« Aber zum gegenwärtigen Zeitpunkt gehen nur wenige Ärzte so weit. Auch ich kann keinem Patienten meine Absicht aufzwingen. Nur wenn die positive Rückmeldung des Patienten kommt, verfahre ich so.

Es gibt Patienten, die sich nicht einmal für eine Flasche EM-X entscheiden. »Es wird doch gesagt, das Zeug wirkt nicht. Warum soll's dann bei mir helfen?« Kein Wunder, dass sie all ihre Hoffnung auf die Krebsmedikamente setzen. Insbesondere dann, wenn der Krebs im Endstadium ist und Arzt, Patient und Familie mehr das psychologisch wichtige Gefühl suchen, »alles getan zu haben«, als eine direkte Einwirkungsmöglichkeit. Vielleicht liegt in einem gewissen Sinne darin die Existenzberechtigung von Krebsmedikamenten.

Bei Verwendung von Krebsmitteln ist die Parallelgabe von EM-X positiv zu sehen. Vom Zeitpunkt der Entdeckung des Krebses bis zur Durchführung der beschlossenen Operation ist die Einnahme von EM-X besonders wichtig. Sie wird den positiven Verlauf einer Operation begünstigen. Gleiches gilt für den postoperativen Prozess. Es ist möglich, dass dank EM-X ein Wiederaufflammen des Krebses verhindert werden kann.

Man kann prognostizieren, dass die fortgesetzte Einnahme von einem Zeitpunkt noch vor der Operation bis lange danach einen gesunden Patienten in die Gesellschaft zurückkehren lässt, ohne dass er ein höheres Rückfallrisiko hätte als der Durchschnitt der Bevölkerung.

Wir hatten einen Patienten, bei dem der Leberkrebs überall hin Metastasen (Tochtergeschwülste) verschiedener Größe gestreut hatte, sodass eine Operation unmöglich geworden war. In diesem Falle versuchten wir, die größeren Herde mit der Methode der Embolisation zu verkleinern. Krebszellen ohne Nahrung können nicht weiterleben. Deshalb embolisiert (verstopft) man die den Krebszellen als Nahrungslieferbahnen dienenden Blutgefäße, damit die Zellen absterben.

Leider sind die Krebszellen in der Lage, sich nach und nach spezielle, nur für ihren Gebrauch bestimmte Blutbahnen wieder aufzubauen. Daher hilft die Embolisationsmethode nur provisorisch. Sie packt das Problem nicht an der Wurzel. Mit parallel dazu erfolgender Einnahme von EM-X kann sie den Charakter des Provisorischen jedoch verlieren.

Bei dem betreffenden Patienten wurden mit der Embolisationsmethode die großen Krankheitsherde angegangen und kontinuierlich EM-X verabreicht. Anfang April begann die Einnahme, von Mitte des Monats an nahm er 180 ml pro Tag auf drei Einnahmen verteilt. Da kam bereits ein Anruf: »Meine Abgespanntheit ist verschwunden, ich bekomme wieder mehr Farbe ins Gesicht.« Eine positive Selbsteinschätzung der Situation.

Während der folgenden Monate nahm sein Körpergewicht um 5 bis 6 kg zu. Wie bereits erwähnt, nimmt bei Krebs das Körpergewicht ab, eine Zunahme gibt es nicht. Das liegt daran, dass die Krebszellen Nährstoffe für sich abziehen. In diesem Fall ist die Gewichtszunahme der Beweis für eine tatsächliche Verbesserung des Zustandes des Patienten. Ein halbes Jahr nach Einnahmebeginn von EM-X wurde eine Computertomografie mit dem Resultat durchgeführt, dass eine ganze Anzahl kleinerer Metastasen verschwunden waren.

Schäden durch chirurgische Eingriffe, Chemotherapie oder Bestrahlung
In letzter Zeit ist der »Chor« kritischer Stimmen gegenüber Krebsmedikamenten und chirurgischen Eingriffen stärker geworden. Seitdem *Makoto Kondo* in seinem Buch die These aufgestellt hat, »Kämpfe nicht mit dem Krebs«, sind über das Für und Wider von Operationen viele Worte verloren worden. Ich bin der Meinung, Makoto Kondo hat weitgehend recht. Operationen, Chemotherapie und Strahlenbehandlung werfen viele Probleme auf. In naher Zukunft wird die Gen-Therapie neu hinzukommen. Viele weitere hoffnungsträchtige Behandlungsmethoden werden erarbeitet, aber noch sind sie nicht in die alltägliche Praxis eingegangen. Auf welche der modernen Methoden man auch vertraut, bei jeder stößt man an Grenzen.

Welche Behandlungsmethoden gibt es zum Beispiel bei einem fortgeschrittenen Leberkrebs? Zunächst den chirurgischen Eingriff, dann die Alkohol- und die Embolisationsmethode. Unter der Alkoholmethode versteht man, hochprozentigen Alkohol in die erkrankten Partien einzuspritzen. Mit der Verwendung von 99,8-prozentigem Alkohol werden die Krebszellen in der injizierten Stelle sofort abgetötet. Das Resultat ist das gleiche wie bei einer Operation, jedoch ist die Belastung für den Patienten geringer. Mit zunehmender Größe des Tumors wird diese Behandlung schwieriger.

Wie bereits erwähnt, wird bei der Embolisationsbehandlung in jede den Tumor versorgende Arterie ein Embolus (Pfropf) eingeführt, sodass die Nährstoffversorgung der Krebszellen unterbunden wird und so die malignen (bösartigen) Zellen absterben; eine Art Aushungerungstaktik. Die mit viel Lebenskraft versehenen Krebszellen erleiden großen Schaden, schließen sich aber schnell an andere Blutbahnen an und werden von dort versorgt. So sind auch dieser Methode Grenzen gesetzt. Was folgt sind Krebsmedikamente und Bestrahlung.

Die medikamentöse Wirkung bei Leberkrebs ist sehr fraglich, dennoch werden die Medikamente als »Hoffnungsträger« eingesetzt. Die Situation des Kranken sieht aber bald so aus: Die Haare des Patienten werden grau oder fallen gar aus, der Allgemeinzustand wird schlechter, der Appetit lässt nach, Kopfschmerzen stellen sich ein.

Medikamentöse Krebsbehandlungen bleiben sicherlich nicht ohne Resultate. Wie zuvor erwähnt, zeigen sie bei bestimmten Krebsformen durchaus positive Wirkung. Selbst bei Leberkrebs ist das so. Gibt es wirksame Methoden, dann ist es meistens vernünftig, wenn der Arzt sich für ein Krebsmittel entscheidet.

Um positive Wirkungen zu erzielen, bedarf es einer sich über Monate hinziehenden Einnahme. Dabei kommt es zu einem Kampf, bei dem entweder die Krebszellen oder der Mensch siegt. In dieser Situation hat die Zugabe eines starken Antioxidans größte Bedeutung. Es besteht daher kein Zweifel an der Notwendigkeit, zusammen mit einem Krebspräparat EM-X einzunehmen.

Daneben gibt es noch die Strahlentherapie, deren Stärke im Abtöten der Krebszellen liegt. Leider werden dabei jedoch auch gesunde Zellen vernichtet. Diese Methode ist daher zwiespältig.

Ich möchte Ihnen erklären, warum das so ist. Letztendlich ist die Strahlentherapie deshalb schlecht, weil sie das Wasser in den menschlichen Zellen zersetzt und so aktivierten Sauerstoff entstehen lässt. Wasser besteht aus Wasserstoff und Sauerstoff. Der Wassergehalt des Körpers eines Erwachsenen beträgt 65 Prozent. Wird nun dieses körpereigene Wasser (Gesamtkörperwasser) bestrahlt, spaltet es sich auf und setzt in großen Mengen aktivierten Sauerstoff frei. Wenn man in diesem Zusammenhang von Schädigungen spricht, sind es nicht die Strahlen an sich, sondern der durch die Aufspaltung des Wassers entstehende aktivierte Sauerstoff.

Ähnliches geschieht beim Auftreffen der ultravioletten Strahlen des Sonnenlichts. Wird über einen längeren Zeitraum die Haut von ultraviolettem

Licht getroffen, zersetzt sich das Körperwasser. Da in den letzten Jahren die Ozonschicht unserer Erde, die die ultraviolette Strahlung abschwächt, zerstört wurde, nahm auch die Menge der auf der Erde ankommenden Strahlung zu. Die Gefährlichkeit der Sonnenstrahlen hat im Vergleich zu früher immens zugenommen.

Für junge Menschen ist es sehr gefährlich geworden, sich im Sommer am Strand in die Sonne zu legen. Die dann entstehenden Hautflecken führen zu Krebs, weil das ultraviolette Licht das Wasser spaltet und dadurch aktivierten Sauerstoff in großen Mengen freisetzt. Wer sich gerne von ultraviolettem Licht bestrahlen lässt, fördert frühzeitige Alterung der Haut und Krebs. Angesichts des durch das ultraviolette Licht angerichteten Schadens greifen immer mehr Staaten zu Gegenmaßnahmen. In Australien findet man an der Küste Schilder mit der Aufschrift wie »Die Sonne ist nicht dein Freund«. Grundschüler sollen auf der Fahrt zur Schule Sonnenbrillen tragen und werden angewiesen, »sich nicht länger als 30 Minuten in der Sonne aufzuhalten«.

In der Strahlentherapie werden diese für den Menschen gefährlichen Strahlen zwar künstlich gebündelt, ihr »Einschlagen« schwächt jedoch unweigerlich den Körper. Kurz gesagt: Diese Therapie lässt den Patienten auf einen Schlag um fünf bis zehn Jahre altern.

Wie man es auch betrachten will, jede Therapie des Leberkrebses bedeutet eine zusätzliche Gefahr, da letzten Endes Schaden durch aktivierten Sauerstoff entsteht. Dagegen hilft als stärkste Kraft das Antioxidans EM-X.

Behandlungsmöglichkeiten bei noch nicht genau diagnostiziertem Krebs
In jüngster Zeit sind immer mehr Menschen unter Abwägung der Wirkungen und Gefahren von Krebsmedikamenten und Bestrahlung zu dem Schluss gekommen, diese Verfahren zu meiden und eine Operation in Erwägung zu ziehen.

Insbesondere bei einem noch kleinen Tumor im frühen Stadium kann eine Operation erfolgreich sein. In der Tat wird in dieser frühen Phase Krebs vielfach durch Entfernen geheilt Bei einer sehr frühen und noch nicht eindeutigen Diagnose sollte, seit es EM-X gibt, mit der Entscheidung zur Operation noch gewartet werden.

Es gibt so viele Arten von Krebs, die in ihrem Charakter und den jeweiligen Behandlungsmethoden differieren. Ein normaler Mensch begreift den Krebs in seiner Gesamtheit nicht. Ich möchte hier ganz besonders ins Bewusstsein rufen, dass über 90 Prozent aller Krebsarten »Epithelcharakter« haben. Das bedeutet, dass ein Epithelkrebs im Stadium des im

Vorkrebsstadium (Präkanzerose) entdeckt werden kann. Vielleicht rät Ihnen ein Arzt zu einem solchen Zeitpunkt zur Operation. Meiner Meinung nach ist es jedoch entschieden besser, diesen Vorschlag zunächst abzulehnen.

Es gibt gutartige und bösartige Geschwülste, zu letzteren gehört der Krebs. Diese bösartigen Geschwülste sind medizinisch in solche mit bzw. ohne Epithelcharakter einzuordnen.

Der menschliche Körper ist unterteilt in die, die Oberfläche von Haut, Verdauungsorganen, Atmungsorganen etc. bildenden Epithelstrukturen und Nicht-Epithelstrukturen. Man betrachtet Krebsarten mit Epithelstruktur als günstiger therapierbar, im Gegensatz zu den Sarkomen, die keine Epithelstruktur aufweisen. Daneben gibt es noch den Blutkrebs (Leukämie).

In diesem Buch ist eine medizinisch strenge Unterteilung nicht notwendig. Alle bösartigen Geschwülste nannte ich Krebs, wovon über 90 Prozent Epithelcharakter haben. Krebs der Verdauungsorgane, Lungenkrebs, Gebärmutterkrebs, Brustkrebs (Mammakarzinom) – dies sind alles Epithelkrebse.

Kennzeichen eines Epithelkrebses ist es, dass es zunächst zu einer Krebsvorstufe kommt. Das ist zwar noch kein Krebs, aber man kann auf dieser Stufe bereits prognostizieren, dass es zu Krebs kommen wird. Eine Gewebeprobe unter dem Mikroskop macht das deutlich. Computer-Tomografie und Röntgenstrahlen erfassen diese Stufe noch nicht. Beim Gesundheitscheck ist davon noch nicht die Rede. Erst wenn der Zustand sich verschlechtert hat, wird der Krebs bei der Eingangsuntersuchung im Krankenhaus entdeckt. Dann heißt es nach der mikroskopischen Untersuchung der Zellproben: »Das ist nicht erfreulich«. Die Beschaffenheit der Zelle zeigt an, dass sie nun krebsartig wird. Solche Merkmale sind als ein Mittelding zwischen krebsartigen und normalen Zellen anzusehen.

In der gegenwärtigen Krebschirurgie wird nach Entdeckung der Vorstufe oft nach dem Motto »entdecken und wegnehmen« gehandelt. Nehmen wir z.B. Polypen. Das sind auch Geschwülste, die sich von denen der Krebsvorstufe unterscheiden. Sie bestehen aus ganz regulären Zellen. Sicher gibt es darunter auch welche, die zukünftig Krebscharakter annehmen. Aber es besteht kein Grund zur Annahme, dass alle Polypen zu Krebs werden müssen. Dennoch dominiert die Tendenz zum operativen Eingriff. Gegenüber Krebsverdacht ist die gängige Haltung: »Zaudern wird bestraft«. Je früher ein Krebs entdeckt wird, desto besser. Die Wahrscheinlichkeit ist hoch, dass sich in zwei, drei Jahren aus dem Vorkrebsstadium ein Krebs im Frühstadium entwickelt. Ich meine jedoch, dass es allemal besser ist, im Vorkrebsstadium noch nicht zu operieren, denn wir haben heute EM-X zur Verfügung. Es ist bei weitem vernünftiger, erst EM-X einzunehmen und danach den Zustand zu begutachten, als gleich eine Operation durchzuführen.

Vom Vorkrebsstadium bis zum Frühstadium liegt ein Zeitraum von zwei bis drei Jahren, in dem versucht werden kann, die Krebsgefahr durch EM-X zu bannen.

Bei einer Krebsoperation verschlimmern sich die Dinge nur noch. Eine Operation schwächt die Körperkräfte sehr. Ob erfolgreich oder nicht, ein Eingriff setzt in großem Maße aktivierten Sauerstoff frei. Selbst bei vollständiger Krebsentfernung bleibt der Patient in der Regel erschöpft zurück.

Man sollte heilen, ohne am Körper Eingriffe vorzunehmen. Bisher war das nicht möglich, jedoch können wir heute mit EM-X den körpereigenen Kräften zu neuem Schwung verhelfen. Mit einer Steigerung der Antioxidationskräfte wachsen die Selbstheilungs- und damit die Immunkräfte.

Nichts kann besser den Krebs vernichten als gut funktionierende Selbstheilungskräfte. Es gibt viele Beispiele, wo ganz unbemerkt Krebs durch Selbstheilungskräfte besiegt wurde. Auch Interferon und das seit kurzem im Rampenlicht stehende Interferon 12 sind einsetzbare Medikamente. Beide haben aber den Nachteil, schwere Nebenwirkungen zu zeitigen. Doch unser Körper besitzt ja die Fähigkeit, Interferon und Interferon 12 selbst zu produzieren, und zwar ohne jede Nebenwirkungen! Man sollte sich klar machen, dass diese körpereigenen speziellen Stoffe als Selbstheilungskräfte wirken.

Die Haltung der modernen Medizin gegenüber Krebs lässt sich in dem Satz zusammenfassen: »Was operiert werden kann, soll operiert werden. Nichtoperables beschränkt sich auf Stellen, wo man nicht operieren kann«. Ich meine, wir sollten dahin kommen, eine Heilung von Krebs möglichst ohne Operation zu versuchen. Im Vorstadium eines Krebses sollte man es etwa ein Jahr lang mit EM-X als bestmöglicher Methode versuchen.

In der Krebstherapie fördert positives Denken positive Resultate
Der psychische Faktor spielt bei Maßnahmen gegen einen Krebserkrankung eine große Rolle. Depressionen machen bei Krebs alles nur noch schlimmer; umgekehrt steigert freundliche Gelassenheit die Zahl der so genannten NK-Zellen (natural-killer-Zellen), die wiederum die Krebszellen angreifen. Bei Stress entsteht das Hormon Kortisol und tötet die NK-Zellen ab. Entspannt man sich und lächelt, beleben sich die NK-Zellen wieder. Schon Lachen allein steigert die Abwehrkräfte. Jeder empfindet bei dem Wort Krebs Stress. Wer das bestreitet, verleugnet nur sich selbst. Aber man sollte daran arbeiten. Eines dieser Konzepte ist die »Lebensbejahende Behand-

lung«. Sie stammt von *Dr. Jinro Itami* im Shibata-Krankenhaus in Kurashiki. Dr. Itami schickte die Patienten der Krebsstation samt Krankenschwestern und Ärzten nach Europa, um den Mont Blanc, den höchsten Berg des Kontinents, zu bezwingen. Dann vertieften sie den Austausch mit ausländischen Krebspatienten, um sich neue Lebensperspektiven zu erarbeiten und zu realisieren.

Das brachte hervorragende Erfolge. Was Dr. Itami herausgefunden hat, nämlich »Heilung durch Lachen«, kann jeder nachmachen. Dr. Itami zeigte Krebspatienten Brettlkomödien. Schon zwei Stunden später stellte man bei allen eine Vitalisierung der NK-Zellen fest. Selbst wenn sie nicht den Mont Blanc besteigen konnten, haben sie doch wieder geschafft zu lachen.

In China gilt von alters her der Spruch: »Wer lacht, bleibt jung, wer verbittert ist, altert«. Das bedeutet, ein Lächeln macht wieder jung, ein böses Wort kostet ein Jahr Leben.

Durch Lachen entsteht das Hormon Endorphin. Es stärkt die Widerstandskraft und die Immunität gegenüber Krebs. Trauer und Wut dagegen produzieren durch die Neurotransmittersubstanzen (Überträgerstoffe) Noradrenalin und Adrenalin aktivierten Sauerstoff, was wiederum mit Schäden für die Gesundheit verbunden ist. Die beste Vorsorge gegenüber Krebs ist und bleibt daher ein offenes Wesen, das das Lachen nicht vergisst und sich dem stellt, was da kommt. Wer all dem folgt, hat eine entscheidende Wegstrecke zur Bewahrung seiner Gesundheit und für das Erreichen eines hohen Alters zurückgelegt.

»Seien Sie nicht vom Gedanken an Krebs besessen, denken Sie positiv an die Zukunft!« Das sind die Kernpunkte von Dr. Itamis lebensbejahendes Heilverfahren. Ganz Ähnliches ist auch mit EM-X zu erreichen.

Nehmen wir an, ich möchte jemandem die bedeutenden Wirkungen von EM-X demonstrieren. Dann muss ich das Umfeld des Betreffenden in positiver Weise mit einbeziehen, denn nur so stellen sich die beabsichtigten Wirkungen schnell ein. Ganz nebenbei frage ich die Personen in dessen Umgebung, ob sie nicht einmal EM-X versuchen wollen. Dabei zeigt sich dann die Wirkung von EM-X sehr schnell und bei Krankheiten im erweiterten Umfeld werden dann leichter gute Resultate erzielt.

Vor allem erfolgreiche Beispiele wecken Vertrauen und Erwartung in EM-X. Das »Herz« muss für EM-X schlagen, damit es vorwärts geht. Dann sind recht bald positive Wirkungen zu erwarten.Hegt man jedoch Zweifel an EM-X, oder hält es für unglaubwürdig, schmälert das die Wirkung immens. Das entspricht der Logik des uralten Grundsatzes: »Die Krankheit entsteht im Geist.«

Die Wirkung von EM-X drückt sich je nach Krankheitssituation und körperlicher Konstitution beim Einzelnen anders aus. Bei dem einen zeigt sie sich schon nach einer Woche, andere können es fünf, sechs Monate trinken, ohne dass sich etwas ändert. Selbst wenn der Einzelne nicht das Gefühl hat, bei ihm habe EM-X etwas bewirkt, so hat er doch seinem Körper ein hochwirksames Antioxidans gegeben, das mit Sicherheit irgendwann gute Erfolge bringen wird.

EM-X als mächtige Waffe der vorbeugenden Medizin
Krebs ist eine Erkrankung des gesamten Körpers; er kann die verschiedensten Teile befallen. Wer an Krebs erkrankt, sagt meistens ganz allgemein, er habe Krebs, gleichgültig, ob es sich um Leber- oder Lungenkrebs handelt.

Die moderne Medizin ist jedoch »Organmedizin« und teilt den Körper zur Untersuchung minutiös auf. Hat man Herzprobleme, so ist man herzkrank, hat man Magenbeschwerden, so ist man magenkrank etc. Diese Medizin ist bestrebt, auf den begrenzten, erkrankten Teil unmittelbar einzuwirken. Daher sind in der modernen Krebstherapie Techniken entwickelt worden, die unmittelbar auf den vom Krebs befallenen Teil einwirken. Nicht selten kommt es da zu einer partiellen Heilung, aber der Patient an sich erholt sich nicht. Letzten Endes sind alle Zellen des Körpers stark beeinträchtigt, sodass der Schaden gegenüber der Heilung der Erkrankung schwerer wiegt.

Im Blick auf solche Schädigung sagen die an der Spitze des jeweiligen Forschungsgebietes stehenden Spezialisten: »Wir haben das Gesamtbild übersehen«. Sie erkennen wenigstens an, dass die ganzheitliche Betrachtung, wie sie die holistische Medizin praktiziert, einer erneuten Überlegung wert ist.

So sollte sich heute auch die Krebsbehandlung verändern. Zunehmend setzt sich die Meinung durch, dass neben den Verfahren der modernen Medizin alle anderen Behandlungsmethoden, die zur Heilung von Krebs beitragen können, genutzt werden sollten.

Bei diesen Gedankengängen spielt EM-X eine zentrale Rolle, weil es auf jedes spezifische Organ eine spezifische Wirkung ausübt und gleichzeitig durch die Steigerung der Lebenskraft des ganzen Körpers wahrhaftig einen sich in die holistische Medizin einfügenden Stellenwert innehat. Bisher konsultieren viele krebskranke Menschen noch die moderne Medizin und werden entsprechend behandelt. Erst bei großen Misserfolgen wird auf Verfahren außerhalb dieses Kanons zurückgegriffen. Daher kommen sie dann in mein Krankenhaus, wo EM-X klinisch eingesetzt wird. Meistens handelt es sich dabei um Patienten mit Krebs im letzten Stadium, denen nur noch Medikamente verabreicht wurden, die bis dato keine bemerkenswerten Resultate erbracht hatten.

Vielleicht ist die Heilungsrate von Krebs erheblich zu steigern, wenn gleich nach dem Befund mit der Einnahme von EM-X begonnen wird. Damit könnte die Zahl derer, die an den starken Nebenwirkungen von Medikamenten leiden, verringert werden. Überdies ist Krebs eine Krankheit, die oft zwanzig bis dreißig Jahre bis zum Ausbruch braucht. Deshalb sollte jeder, so lange er gesund ist, EM-X in kleinen Mengen trinken, um die durch Alter und Lebensstil geminderte Antioxidationskraft des Körpers zu steigern und die Krebswahrscheinlichkeit zu senken.

Glücklicherweise ist EM-X keine Arznei, es bestehen keine Schwierigkeiten, es zu bekommen. Für ein Fermentationsgetränk ist der Preis ohne Zweifel hoch. Für die Erhaltung der Gesundheit muss man aber nur geringe Mengen trinken. Da fällt die finanzielle Belastung nicht ins Gewicht.

Menschen, die die ungewöhnliche Wirkkraft von EM-X bereits kennen und es ihrer Gesundheit zuliebe trinken, haben die Chance, ohne einen Gedanken an Krebs oder andere schwere Erkrankungen zu verschwenden, davon geheilt zu werden. Es liegt auf der Hand, dass die Quintessenz der Medizin die Vorbeugung ist. Mit EM-X hat die Menschheit vielleicht zum ersten Male eine starke Waffe in der Hand und kann tatsächlich Vorbeugemedizin betreiben.

Die Hauptthesen des ersten Kapitels
1. Mit den Kenntnissen der modernen Medizin ist Krebs nicht ausrottbar. Oftmals kann EM-X jedoch helfen.
2. Man muss die nachoperative Anwendung von EM-X bekannt machen, da seine Fähigkeiten zum Eindämmen eines wieder aufflammenden Krebses groß sind.
3. EM-X ist eine Substanz mit überragender Antioxidationskraft. Es bewirkt eine Steigerung der Immun- und Selbstheilungskräfte und hilft somit bei Krebs und anderen Krankheiten.
4. Wenn ein Kranker eine Wirkung durch EM-X verspürt, ist die Einnahme unbedingt fortzusetzen.
5. Es gibt Fälle, wo sich eine Besserung nicht äußerlich darstellt. Das liegt am Körper bzw. den Selbstheilungskräften des Betreffenden. Wenn EM-X nur zögerlich wirkt, sind andere die Antioxidationskraft steigernde Substanzen parallel einzunehmen.

6. Bei Menschen, die an Krebs erkranken, obwohl sie eine Diät einhalten, sinkt ganz gegen ihre Erwartung das Niveau der körpereigenen Antioxidationskraft ab und ihre SOD-Produktion ist schlecht. Krebs ist das Resultat des ungleichen Kampfes zwischen aktiviertem Sauerstoff und den Antioxidanzien des Körpers.

7. EM-X wird zur Linderung der Schmerzen bei Krebspatienten im Endstadium eingesetzt. Es ist auch zusätzlich bei Antikrebspräparaten gut.

8. EM-X senkt nicht nur die Nebenwirkungen von Krebspräparaten, sondern steigert augenfällig deren Wirksamkeit.

9. Es besteht keine Notwendigkeit zu einer Operation im Vorkrebsstadium, da sich mit Einnahme von EM-X die Wahrscheinlichkeit der Besserung erhöht.

10. Krebs ist soweit wie möglich ohne Operation heilbar. Die sprunghafte Steigerung der Antioxidationskraft durch EM-X gibt den Selbstheilungskräften einen positiven Impuls.

11. Der menschliche Körper ähnelt einem Produktionsort, an dem verschiedene körpereigene Medikamente erzeugt werden. Interferon und Interferon 12 werden selbst hergestellt. Durch die Antioxidationskraft von EM-X werden die körpereigenen Produktionsstätten zusätzlich angeregt.

12. Durch viel Lachen werden NK-Zellen aktiviert, die den aktivierten Sauerstoff unter Kontrolle halten.

13. Es ist ein großer Unterschied, ob man an der Wirkung von EM-X vertraut oder nicht.

14. Die Behandlungsmethoden bei Krebs wandeln sich ständig. Es ist an der Zeit, neben den Methoden der modernen Medizin sich auch wirksamen volkstümlichen Heilverfahren zuzuwenden, um zu überprüfen, was sie ausrichten können.

15. Mit der kontinuierlichen Einnahme von EM-X zur Erhaltung der Gesundheit wird unbewusst auch dem Krebs entgegengewirkt.

16. Mit EM-X bekommt die Menschheit zum ersten Mal in ihrer Geschichte eine wirksame Waffe für die Praxis der Vorbeugemedizin (Prävention) in die Hand.

Wirkungsweise von EM-X

Warum heilt ein Fermentationsgetränk schwere Krankheiten?
Im ersten Kapitel habe ich an Hand von klinischen Fällen dargelegt, wie EM-X insbesondere bei Krebs wirksam ist. In diesem Kapitel behandle ich nun die Frage, warum EM-X als Nicht-Medikament solche Wirkungen hervorrufen kann. Ich werde versuchen, die bisher bekannten Fakten anschaulich darzustellen. Allerdings muss ich bedauerlicherweise gestehen, dass eine Auflistung medizinischer Forschungsergebnisse über EM-X im heutigen Japan noch fehlt.

Dr. Mamdooh Ghoneum von der kalifornischen Drew University of Medicine & Science, hat sich mit dem im Februar 1995 in Hawaii auf der »Dritten gemeinsamen Konferenz der Amerikanisch-Japanischen Gesellschaft für Krebsforschung« veröffentlichten Forschungsbericht erstmalig an die Öffentlichkeit gewandt.

Er und der Entdecker von EM-X, Prof. Teruo Higa von der Universtität des Ryukyu-Archipels auf Okinawa Japan, präsentierten die Ergebnisse ihrer gemeinsamen Forschung. Als Schlussfolgerung liest man dort: »EM-X ist ein neues immunologisches Medikament ohne Nebenwirkungen.« Die Untersuchung der durch EM-X bewirkten Veränderungen an den von Krebs angegriffenen Zellen unterstreicht die »erhöhte Wirksamkeit von EM-X auf die NK-Zellen, deren Funktion die Abtötung der Krebszellen ist.«

Seitdem ist die Forschung weitergegangen. Danach erhöht EM-X signifikant die Aktivität der NK-Zellen, B-Zellen, T-Zellen, also der Zellen des Immunsystems, ferner die Aktivität der Makrophagen (große Fresszellen). Es bestätigt sich, dass EM-X bei jeder Krankheit eine bessernde Wirkung ausübt.

Ich habe in meiner klinischen Praxis vor Ort die konkrete Erfahrung gemacht, dass EM-X bei allen Formen von Krebs, Diabetes, Herzkrankheiten, Nierenerkrankungen, Bluthochdruck, Alzheimer, chronischem Rheuma, atopisches Ekzem, Asthma usw. eine umfassende Besserung erzielt.

Aber EM-X ist im Grunde genommen nicht mehr als ein einfaches Fermentationsgetränk. Es ist weder als Medikament anerkannt, noch sind seine Bestandteile und seine Wirkweise von der gängigen Lehrmeinung der modernen Medizin anerkannt. Ich selbst besitze – von der theoretischen Schlussfolgerung gar nicht zu reden – keine Daten als Belege für die wissenschaftliche Diskussion, um Spezialisten zu einer anderen Meinung zu bringen. Die Theorie hat in der klinischen Praxis zweifellos ihren Platz. Über allem steht jedoch als Ziel die Heilung des Patienten. Darauf sollte alles abzielen, und das ist letztlich nur an Ort und Stelle machbar.

Im Folgenden werde ich darlegen, warum ich schwerstkranke Krebspatienten von EM-X in Kenntnis gesetzt habe, und wozu sie es meiner Ansicht nach nehmen sollten. Ich werde versuchen, Wirkungsweise und heilende Kräfte zu erklären. Abschließend werde ich aufgrund meiner praktischen Erfahrungen trotz meiner beschränkten Kenntnisse versuchen, einige Schlussfolgerungen zu ziehen. Insbesondere möchte ich die überragenden Antioxidationskräfte von EM-X gebührend würdigen.

Eine medikamentöse Wirkung von EM-X ist als solche nicht nachprüfbar, aber seine starke antioxidative Wirkung durchaus. In dem bereits erwähnten Forschungsbericht von Dr. Ghoneum wurde die Aktivierung von Immunzellen als Tatsache anerkannt. Nur ist bisher noch nicht ganz klar, welche Bestandteile in EM-X dafür verantwortlich sind.

Krankheiten, die mithilfe der modernen Medizin schwer therapierbar sind, können durch EM-X geheilt werden. Gesunde Menschen trinken EM-X wegen seiner gesundheitsfördernden und regenerativen Wirkung. EM-X ist also eine äußerst ungewöhnliche Substanz.

Natürlich gibt es auch Stimmen, die auf den Placeboeffekt verweisen wollen. Nach deren Meinung könnte man auch an die Wirkung von Weizennudelmehl glauben. Prof. Higa, der Entdecker von EM-X, schließt diesen Effekt allerdings völlig aus, und ich stimme ihm voll zu. Der Placeboeffekt setzt ja ein bestimmtes Vorverständnis voraus, das es in dieser Form nur beim Menschen gibt. Daher kann es diesen Effekt nur bei Menschen geben, aber nicht bei Tieren.

EM-X zeigt nun aber seine markante Wirkung auch bei Tieren. Bei Rindern, Hunden, Schweinen und Hühnern wirkt es durchaus ähnlich wie beim Menschen. Wenn nun EM-X in einem breiten Wirkungsfeld so viele Krankheiten bekämpfen kann, dann haben diese alle eine gemeinsame Grundursache, und es ist anzunehmen, dass man auch nur eine Behandlungs- und Präventivmethode braucht.

Was ist diese eine Krankheitsursache? Es ist der aktivierte Sauerstoff. Medizinisch gesehen werden alle Krankheiten durch die Oxidation des aktivierten Sauerstoffs hervorgerufen. Demzufolge sollte es mit Hilfe von Antioxidantien möglich sein, diese Oxidation zu verhindern bzw. deren Einfluss zu mindern, um eine Besserung im Krankheitsbild zu erreichen und um Jugendlichkeit und Gesundheit zu bewahren. Nach heutigem Wissen ist EM-X das stärkste bekannte Antioxidans.

Ein Antioxidans als Waffe gegen aktivierten Sauerstoff

Wir haben nun den aktivierten Sauerstoff als Verursacher einer großen Anzahl von Krankheiten ausgemacht. Was ist denn nun sein wahres Gesicht? Lassen Sie mich auf diese Frage ausführlich eingehen.

Wir Menschen leben davon, dass wir Sauerstoff einatmen. Der so dem Körper zugeführte Sauerstoff wird von den roten Blutkörperchen in alle Teile des Körpers transportiert. Nährstoffe, die wir mit unserer Nahrung aufnehmen, erzeugen mit dem Sauerstoff durch eine chemische Reaktion Energie. Dabei entsteht auch aktivierter Sauerstoff. Sein Anteil beträgt etwa zwei Prozent des eingeatmeten Sauerstoffs.

Wenn Sauerstoff an sich gut ist, warum soll dann aktivierter Sauerstoff schlecht sein? Weil in ihm ein starker Faktor arbeitet, der Stoffe oxidieren lässt. Dieser Faktor hilft den weißen Blutkörperchen, in den Körper eingedrungene Krankheitserreger einzufangen und abzutöten. In dieser Hinsicht ist aktivierter Sauerstoff ein »guter Helfer«. Das gleiche gilt, wenn im Krankheitsfall nach Einnahme von Medikamenten etwas aktivierter Sauerstoff entsteht.

Hämatoporphyrin beispielsweise ist eine stark fluoreszierende Substanz, die sich in Krebszellen ansammelt. In den Körper eingebracht, macht sie durch ihre Fluoreszenz die Krebszellen gut sichtbar. Insbesondere bei Gebärmutterhalskrebs wird diese Substanz eingesetzt, da sie sich im Gebärmutterhals sammelt. Wenn nun Laserstrahlen darauf treffen, entsteht aktivierter Sauerstoff, der die Gebärmutterkrebszellen abtötet. In diesem Falle spielt aktivierter Sauerstoff eine positive Rolle. In vielen anderen Fällen schädigt er den Körper.

Aktivierter Sauerstoff wird im Innern der Zelle erzeugt! Die entsprechenden Energieproduktionsstätten bezeichnet man als Mitochondrien. Hier reagieren Nährstoffe mit Sauerstoff, wobei ständig Energie produziert wird. Dabei entsteht als Materialgrundlage Traubenzucker.

Aus diesem wird ATP (Adenosintriphosphorsäure) hergestellt und in Energie umgewandelt. Wir Menschen brauchen Energie, so lange wir leben. Dabei produzieren wir auch fortwährend aktivierten Sauerstoff. Dieser in den Mitochondrien erzeugte aktivierte Sauerstoff hat eine so starke Oxidationskraft, dass er die Gene im Inneren der Zelle verletzen und zum Auslöser von Krebs und vielen anderen Krankheiten werden kann. Aktivierter Sauerstoff verbindet sich mit ungesättigten Fettsäuren, und es entsteht Lipidperoxid. Dies aber ist bekannt dafür, dass es Alterungsprozesse, Schlaganfälle, Herzkrankheiten und andere Alterskrankheiten fördert.

Der menschliche Körper besitzt natürlich Verteidigungsmechanismen, um sich vor den vom aktivierten Sauerstoff ausgehenden Gefahren zu schützen. Dies sind, angefangen bei dem bereits erwähnten SOD, verschiedene Arten von Scavengern (engl. = Aufräumer), die der Körper selbst produziert.

Diese Scavenger sind Antioxidations-Enzyme. Bei der Entstehung von großen Mengen aktivierten Sauerstoffs genügen unter Umständen die körpereigenen Enzyme nicht mehr. In diesem Fall führt man dem Körper auch Antioxidanzien als Nährstoffe von außen zu. Beispiele hierfür sind Vitamin C, Vitamin E, Beta-Karotin, Flavonoide und Polyphenol. Bei der Zuführung von außen kann die Aufnahme problematisch sein. Substanzen mit hohem Molekulargewicht können vom Darm nicht vollständig verarbeitet werden, Stoffe mit einem Molekulargewicht von über 5000 überhaupt nicht.

So ist zum Beispiel das angesprochene Flavonoid einer von etwa 3000 in Pflanzenblättern enthaltenen Farbstoffen. In einer Eiweißverbindung beträgt sein Molekulargewicht 20.000, sodass es nicht vom Körper aufgenommen werden kann.

Weil das in Kürbis, Möhren und Seegras enthaltene Beta-Karotin unter 500 liegt, kann es bis zu einer gewissen Konzentration aufgenommen werden. Das in Tee und Sesam enthaltene Polyphenol besitzt überragende Antioxidationskräfte, aber auch hier sind der Aufnahme Grenzen gesetzt.

Das bedeutet, die benötigte Menge an Antioxidanzien könnte zwar in den Nahrungsmitteln vorhanden sein, aber nicht vollständig vom Körper verarbeitet werden. Ohne Übertreibung kann behauptet werden, dass die Aufnahme von Antioxidanzien in großer Menge derzeit nur mit EM-X möglich ist.

Wenn also im menschlichen Körper ständig aktivierter Sauerstoff entsteht, muss die Antioxidationskraft ein Niveau haben, das den aktivierten Sauerstoff unter Kontrolle hält, sodass er keinen Schaden anrichtet und die Gesundheit erhalten bleibt. Der Kampf zwischen Krankheit und Gesundheit wird von dem Verhältnis der Gesamtmengen aktivierten Sauerstoffs und der Antioxidanzien entschieden. Die größere Menge trägt den Sieg davon.

Warum hat EM-X eine so großartige Antioxidationswirkung?
Lassen Sie mich über Krebs- und Diabeteskranke sprechen. Es besteht die erwähnte Hypothese, dass bei diesen Menschen über einen bestimmten Zeitraum hinweg die Menge des aktivierten Sauerstoffs im Körper die Antioxidansmenge überstiegen hat. Wo ist der Grund hierfür zu suchen? Aktivierter

Sauerstoff entsteht u. a. bei der Erzeugung von Energie aber auch durch die weiter vorne bereits erwähnte radioaktive Strahlung. Wird man radioaktiver Strahlung ausgesetzt, zersetzt sich das Körperwasser und aktivierter Sauerstoff entsteht in großen Mengen.

Ultraviolettes Licht kann das gleiche Phänomen, jedoch nicht im gleichen Umfang hervorrufen. Darüber hinaus stimulieren Tabak und Alkohol das Entstehen aktivierten Sauerstoffs. Wenn unmäßiges Trinken und Rauchen bei Erwachsenen Krankheiten heraufbeschwören, liegt das letztlich am aktivierten Sauerstoff. Das gleiche gilt für die chemischen Geschmacksverstärker in Lebensmitteln und für Medikamente. Daneben erzeugt Stress aktivierten Sauerstoff.

Bei wem entsteht aber aktivierter Sauerstoff? Die Entstehungsgründe sind je nach persönlichem Umfeld und räumlicher Umgebung unterschiedlich. Die Meinungen darüber gehen auseinander.

Es gibt Menschen, die heftige Trinker sind und trotzdem gesund bleiben. Andere haben niemals auch nur eine Zigarette geraucht und bekommen Lungenkrebs. Der gravierende Unterschied liegt in der unterschiedlichen Lebenseinstellung und im Lebensstil. Das Problem zeigt sich nach Eintritt einer Krankheit – wenn aktivierter Sauerstoff in großen Mengen entstanden ist – und eine entsprechende Menge von Antioxidanzien aufzunehmen ist. Das erfordert besondere Aufmerksamkeit. Im Falle von schweren, oftmals nur unzulänglich heilbaren Krankheiten wie Krebs, muss die verminderte Menge an körpereigenen Antioxidanzien wie SOD usw. in Betracht gezogen werden. Da im Körper die eigene Produktion von SOD und anderen Antioxidanzien mit dem Erreichen des vierzigsten Lebensjahres kontinuierlich abnimmt, müssen sie notwendigerweise von außen ergänzt werden. Dazu fördert jede Krankheit zusätzlich das Entstehen von aktiviertem Sauerstoff. Insbesondere bei Krebs wird aggressiver aktivierter Sauerstoff erzeugt. Dann müssen Antioxidanzien in noch größerer Menge eingenommen werden – hier kommt EM-X zum Zuge.

Was passiert im Körper bei Einnahme von EM-X? Diesen komplexen Vorgang verstehen wir bisher nicht ausreichend. Nach dem bereits erwähnten Forschungsbericht von Dr. Ghoneum werden Immunzellen aktiviert. Von daher lautet mein Analogieschluss, dass »EM-X einen starken Impuls in Richtung Wiederbelebung der Körperkräfte ausübt«. Hat es vielleicht eine so starke Wirkung, dass es den körpereigenen aktivierten Sauerstoff eliminiert? Die Antioxidationskraft verhindert die Oxidation von Substanzen. Und gerade das bewirkt EM-X. Dazu muss man wissen, dass EM-X aus Effektiven

Mikroorganismen (EM), sozusagen seinen leiblichen Eltern, gewonnen wird. Ich bin darauf bereits im Prolog kurz eingegangen: Es sind für den Menschen nützliche regenerative Mikroorganismen, die »das Leben wieder aufblühen lassen«. Konkret sind das Photosynthesebakterien, Milchsäurebakterien, Hefepilze – alle für den Menschen nützlich –, die miteinander in einer flüssigen Lösung (EM-1) leben. EM verhilft Pflanzen zu schnellem Wachstum, fermentiert zu Fäulnis neigenden Abfall und reinigt verschmutztes Wasser.

Wer nichts von EM-X weiß, kann sich kaum vorstellen, dass es so etwas gibt. EM wird in vielen Dutzend Ländern bereits in der Praxis angewendet und hat sich in ungewöhnlichem Maße bewährt, vor allem in der Landwirtschaft.

Mit der Entdeckung von EM müssen die Lehrbücher der Mikrobiologie neu geschrieben werden. Gerade weil es so revolutionär ist, wird ihm die Anerkennung von konservativen Kreisen in der Biologie unseres Landes bis heute verweigert. Auch wurde leider die Erfahrung gemacht, dass der Verbreitung einer Landwirtschaft ohne Agrarpestizide und Kunstdünger Schwierigkeiten entgegengesetzt werden. Man will offensichtlich verhindern, dass diese Wirtschaftsweise populär wird.

Dessen ungeachtet hat die Wiederverwendung von Bioabfällen als Dünger mit Hilfe von EM eine neue Bewegung in der Stadtbevölkerung hervorgebracht. Auch ich habe das System in meiner Funktion als Bürgermeister von Wako eingeführt.

Für Professor Higa, den Entdecker von EM, liegt der Schlüssel zu diesen verschiedenen Anwendungsmöglichkeiten in der Antioxidation. Im Folgenden werde ich Professor Higas Theorie der Antioxidanzien in einer Zusammenfassung darstellen. Damit wird auch leichter verständlich, dass EM-X seine Wirkung von EM bezieht.

EM-X – ein Konzentrat mit den guten Wirkungen von EM
Wie entstehen aus Sojabohnen Miso und Soja-Sauce, ohne dass es zu einer Fäulnis kommt? Weil Antifäulniskräfte, wirksame Anti-Fäulnis-Antioxidanzien, am Werk sind. Führt man den Bohnen aber Mikroorganismen zu, die stark oxidierend wirken, entwickelt sich Fäulnis und übler Geruch; letztendlich bilden sich sogar hochgradig giftige Substanzen.

Die Sojabohne enthält eine spezifische, von Mikroorganismen erzeugte Aminosäure, die auch medizinisch wirksam werden kann. Miso wirkt beispielsweise bei Brandwunden. Die Wirkung von Radioaktivität wird ebenfalls abgemildert. Beides sind Antioxidationsfunktionen. Sie lassen nichts verfaulen, es kommt zu keiner Oxidation – das ist die Wirkung der Effektiven Mikroorganismen.

Fassen wir zusammen: Wo auch immer (die unzähligen) Mikroorganismen mit Effektiven Mikroorganismen in Berührung kommen, kommen sie alle auf den Weg der Revitalisierung zurück. Treffen sie jedoch auf schädlichen Bakterien, geraten sie auf einen zerstörerischen Weg (Fäulnis). Die meisten Mikroorganismen sind aber »neutral« und können sich sowohl zur einen als auch zur anderen Seite hinwenden.

Das möchte ich anhand eines Beispiels erklären: Abfälle in der Küche stinken im Sommer schon nach einem halben Tag, weil Fäulnis bildende Mikroorganismen eindringen und Zerfall erzeugen. Diese Organismen findet man überall tagtäglich. Setzt man den Abfällen aber EM zu, dann kommt es gar nicht erst zu einer Geruchsentwicklung.

Warum? Weil EM-haltige Organismen den Abfall zum Fermentieren statt zum Faulen brachten. An Stelle von etwas Stinkendem entsteht so etwas wie »Eingelegtes« (so in etwa stellt man auch Sauerkraut oder anderes Sauergemüse her, *Anm. d. Lektors*). Die Abfälle fermentieren durch und durch. Dieser Vorgang wird durch die Antioxidationskraft bewirkt – so die Theorie von Professor Higa.

Die Mikroorganismen in EM haben hervorragende Antioxidationskräfte. Traditionelle japanische Lebensmittel wie Miso, Sojasauce, Eingelegtes, Sake etc. nutzen die wirkungsvollen Antioxidationskräfte der Mikroorganismen. Bei diesen traditionellen Speisen hat man eine bestimmte chemische Reaktion als Ziel, wozu es meist genügt, nur die spezifische Bakterienart zu aktivieren, um das zu erreichen.

Zum Beispiel muss man für die Herstellung von Natto Nattopilze haben, im Falle von gegorenen Sojabohnen sind es Sojabohnenpilze, bei Eingelegtem sind es Milchsäurebakterien, bei Sake und Miso sind es Hefepilze. Gut, dass es diese kleinen Helfer gibt. »Was passiert, wenn man diese alle zusammenbringt...«, diesen Gedanken hat bis jetzt niemand weiter verfolgt.

Aber Professor Higa hat diese für die Fermentierung von Lebensmitteln notwendigen Mikroorganismen zusammengestellt und erfolgreich ein Milieu geschaffen, in dem alle koexistieren können. Das im Bereich der Agrarproduktion erfolgreich wirkende EM-1 besteht aus etwa 80 verschiedenen Effektiven Mikroorganismen-Gruppen.

Die Besonderheit von EM liegt eben darin, dass inmitten unserer von Sauerstoff dominierten Welt aerobe (Sauerstoff liebende) und anaerobe (Sauerstoff meidende) Mikroorganismen zusammen leben. Das läuft zwar jedem bisherigen Verständnis zuwider. In Wirklichkeit passen die beiden Gruppen aber gut zueinander, tauschen Nahrung aus und entwickeln eine Lebensgrundlage, um unter anaeroben Bedingungen gemeinsam existieren zu können.

EM war ursprünglich zum Nutzen von Menschen, Tieren und Pflanzen gedacht. Seine Antioxidationskraft war immer sehr stark. Was aber überraschenderweise die Wirkung so steigert, sind die anaeroben Mikroorganismen.

Diese anaeroben Mikroorganismen vertragen keinen Sauerstoff. In unserer heutigen Welt sind bis zu 99 Prozent der Mikroorganismen aerobe, also Sauerstoff liebende Mikroorganismen. Anaerobe Mikroorganismen sind nur Außenseiter. In einem langen Zeitraum nach der Entstehung unseres Planeten waren sie jedoch die Urgeschöpfe des Lebens. Auf dem neu entstandenen Erdball gab es keinen Sauerstoff. Die Erde war in Wasserdampf, Kohlenstoff- und Ammoniakgase eingehüllt. Die anaeroben Mikroorganismen werden als Nukleus und Keimzelle aller damaligen Lebensformen angesehen. Nur ihnen gelang es, in Temperaturen weit über 100 °C die nötige Widerstandskraft aufzubringen und zu überleben.

Diese anaeroben Organismen ernährten sich von Kohlenstoffgas und Ammoniak und schieden Sauerstoff, Stickstoff und Wasser aus. Da sie nun so prächtig gediehen und sich vermehrten, fanden sie später nicht mehr genügend Nahrung. Nun begannen aerobe Mikroorganismen an ihre Stelle zu treten. Für die ersten von ihnen war Sauerstoff noch giftig. Sie passten sich an, indem sie begannen neutralisierende Antioxidationsenzyme zu produzieren.

Aber die anaeroben Mikroorganismen wurden nicht völlig ausgerottet. Für lange Zeit waren sie in unserer Umwelt nur äußerst selten anzutreffen. Aber ganz verschwunden waren sie nicht.

Wenn nun in EM aerobe und anaerobe Mikroorganismen zusammenkommen, geschehen die ungewöhnlichsten Dinge. Anaerobe Mikroorganismen bilden unentwegt Antioxidanzien. Beispielsweise bilden die photosynthetischen Mikroorganismen, die den größten Anteil in EM ausmachen, Vitamin C und E. Sie nehmen die Ausscheidungen der aeroben Mikroorganismen als Nahrung und scheiden Antioxidanzien aus. Demzufolge wird EM in natürlicher Umwelt zu einem starken Antioxidans, In EM-X sind die in EM entstandenen Antioxidanzien separiert, die Mikroorganismenvielfalt entfernt, so dass man es trinken kann. Seine starke Antioxidationskraft ist so zu erklären.

Gesundheitliche Unbedenklichkeit

Ich hoffe, dass ich im vorhergehenden Kapitel ausführlich klargemacht habe, worauf die unvergleichliche Antioxidationskraft von EM-X beruht. Ich möchte nun über wichtige Punkte bei der Anwendung von EM-X referieren. Die Sicherheit von EM-X ist durch viele Versuche belegt worden: An der Medizinischen Fakultät der Universität von Kalifornien wurde in Tierversuchen nach akuter und chronischer Toxizität geforscht. Das Institut zur Erforschung von Mikroorganismen in Hokuri und diverse öffentliche Forschungsorganisationen in Übersee haben festgestellt, »dass EM keinerlei schädliche Mikroorganismen enthält. Es handelt sich nur um Mikroorganismen, die auch in der Nahrungsmittelveredlung Anwendung finden. EM kann unbedenklich eingesetzt werden«. – Eine beruhigende Einschätzung.

Seit der Entdeckung von EM sind bereits 16 Jahre vergangen. Seitdem wird es nicht nur in Japan, sondern auch in bis zu 100 anderen Ländern angewendet. In keinem einzigen Land ist bisher die Sicherheit von EM in Frage gestellt worden. Weder bei EM noch bei EM-X besteht der geringste Anlass, an der gesundheitlichen Unbedenklichkeit zu zweifeln.

Nimmt man das als Bodenverbesserer verkaufte EM-1 zur Hand, liest man auf dem Etikett: »Kein Getränk. Keine Verantwortung bei Schäden durch Verwendung außerhalb seines Verwendungszwecks.« Trotz dieser Vorbehaltsklausel trinken es viele Menschen.

Professor Dr. Teruo Higa hat in seinem Buch »Eine Revolution zur Rettung der Erde – Mit Effektiven Mikroorgansimen (EM) die Probleme unserer Welt lösen« (siehe Literaturtipp) Folgendes geschrieben: »Ich trinke seit 16 Jahren EM, seit sechs Jahren zusätzlich EM-X. In dieser Zeit musste ich, außer den Zahnarzt keinen Arzt aufsuchen, geschweige denn ein Krankenhaus. Die ganze Familie trinkt EM-X. Alle sind kerngesund. Bevor EM-X regelmäßig eingenommen wurde, mussten jeden Monat ein oder zwei Familienmitglieder ins Krankenhaus.« Seitdem es EM gibt, werden damit nicht nur Pflanzen und Tiere, sondern auch Menschen von Krankheiten geheilt. Vor allem wird der gesundheitsbewahrende Aspekt geschätzt. Da es jedoch als einfaches Handelsprodukt zu haben ist, wird seine Wirksamkeit von vielen Menschen angezweifelt.

Was bedeutet: »EM-1 verbessert die Bodenqualität«? Im Boden lebt eine Anzahl Mikroorganismen. Die einen sind nützlich, indem sie den Pflanzen für deren Gedeihen zuarbeiten. Andere, schädliche, tun genau das Gegenteil.

Mit schädlichen Mikroorganismen können Pflanzen nicht einmal auf Böden von überragender Qualität wachsen. Setzt man aber nun nützliche Mikroorganismen in entsprechender Menge in Form von EM hinzu, wird sich nach einer Weile eine Art Machtkampf entwickeln, in dem die nützlichen Mikroorganismen obsiegen und die Pflanzen gut gedeihen.

Ähnlich ist die Situation im Darm des Menschen. Dort siedeln ständig über hundert verschiedene Mikroorganismen. Die guten und die schlechten liegen im ständigen Kampf um die Überlegenheit. Leute mit Verstopfung oder einem schwachen Darm stehen unter der Herrschaft der schlechten Mikroorganismen. Führt man diesen Menschen die nützlich arbeitenden EM-Mikroorganismen zu, werden sie als eine Art Verstärkungstrupp den guten Mikroorganismen zu Hilfe eilen, den Darm erobern und eine baldige Besserung herbeiführen.

Vor einigen Jahren haben Bauern angefangen, EM-1 unverdünnt in kleinen Mengen zu trinken. Sie mischten es unter Honig oder Milch. Auf die Haut aufgetragen, heilt es atopische Exzeme, jahrelange Probleme mit Verstopfung verschwinden, Magengeschwüre werden geheilt. Eine ganze Reihe solcher Heilungsgeschichten wurde bereits veröffentlicht.

Als Arzt darf ich die Empfehlung, EM-1 zu trinken, natürlich nicht aussprechen. In einem früheren Werk hat Professor Higa ausgeführt, dass »im Allgemeinen das Trinken keinen Schaden anrichten kann. Sie tun es jedoch auf eigene Verantwortung«.

EM-1 hat die Kraft, Darmmikroorganismen in »gute« Stämme umzuwandeln. Beleg dafür ist der veränderte Geruch des Stuhls nach Einnahme von EM-1. Zudem wird die Farbe gelblicher, also gesünder. EM-1 fördert auch den Stuhlgang. Diese Veränderungen sind selbstverständlich.

Obwohl EM-1 ein Bodenverbesserer war und ist, wurde es insgeheim stets auch als Getränk verwendet. Das zeigt seine überragende Antioxidationskraft und seine unbezweifelbare Sicherheit. Weder EM-1 noch EM-X geben Anlass zur Besorgnis.

Erstreaktion und positive Wirkung durch EM-X

Ich möchte einen weiteren wichtigen Punkt in der Anwendung von EM-X ansprechen: Die durch EM-X bewirkte Erstreaktion. Bald nach Einnahmebeginn kann es zu Schläfrigkeit, Durchfall und Fieber kommen. Ich nenne das Erstreaktion. Eine solche Reaktion zeigt sich auch bei vielen Medikamenten der Kanpo-Medizin. Menschen, die bislang noch nie Kanpo-Rezepturen eingenommen hatten, führen die körperlichen Veränderungen auf diesen Einfluss zurück. Es kommt vor, dass sich die Krankheit verschlimmert.

Im Falle der leberkranken Patientin sammelte sich einen Monat nach Einnahmebeginn von EM-X Bauchwasser an. Die Leberfunktionswerte deuteten eine Verschlechterung an. Wir hatten eine solche Reaktion prognostiziert. Daher fuhr die Patientin mit der Einnahme fort. Nach einem weiteren Monat war das Bauchwasser verschwunden; die GOT/GPT Werte bewegten sich nun in Richtung Normalisierung.

Woher kommt eine solche positive Reaktion? Wenn bei einer Waage, auf deren einer Schale Negatives liegt, nun urplötzlich auf die andere Seite Positives gelegt wird, ergibt sich ein instabiler Zustand. Es geht rauf und runter. Oder wie bei einem Autofahrer, der einem anderen die Vorfahrt lässt. Nebenwirkungen gehören ihrem Wesen nach zu Medikamenten. Da diese Wirkungen oftmals nicht von Krankheitssymptomen zu unterscheiden sind, bekommen Patienten Angst. Nebenwirkungen entstehen aus dem schlechten Einfluss der in den Medikamenten enthaltenen Substanzen. Reaktivierte, also sich regenerierende Zellen jedoch rebellieren wegen der bisher noch nicht vollbrachten Heilung. So ist die diese Erstreaktion zu erklären.

Hat man nun etwas Schlechtes gegessen, ist Erbrechen oder Durchfall die erste Widerstandsreaktion des Körpers, um sich schnellstens der schädigenden Stoffe zu entledigen. Um Zellen zu aktivieren, verursacht EM-X gleichzeitig Fieber, Niedergeschlagenheit, Durchfall usw. Zudem beginnen alte Verletzungen, erlittene Schläge und Knochenbrüche kurzzeitig wieder zu schmerzen.

Was ist dann zu tun? Soll man EM-X sofort absetzen oder soll man diese Krise überwinden? Entscheiden Sie selbst nach dem Für und Wider der Gesamtsituation des Körpers! Wirkt der Patient gesünder? Wirkt er kränker? Im ersten Fall sollte man fortfahren, im letzteren absetzen oder das Quantum verringern.

Auf jeden Fall sollte die Anzahl gewonnener Messwerte gegeneinander abgewogen werden, bevor man zu einem Urteil kommt. Einmal habe ich einem zwölfjährigen, ungewöhnlich großwüchsigen Jungen EM-X in Gemüsesaft verabreicht. Mit 10 ml pro Tag lag die Menge im unteren Bereich. Trotzdem manifestierte sich bei dem Jugendlichen eine starke Schläfrigkeit. Wir reduzierten die Menge noch weiter auf 5 ml. Als auch jetzt noch über Müdigkeit geklagt wurde, setzten wir die Anwendung aus.

Bei Diabetes-Erkrankungen kommt es zuweilen nach Einnahmebeginn von EM-X zu einem Anstieg des Blutzuckerwertes. Man hat es natürlich lieber, dass die positive Wirkung am Anfang der Anwendung eintritt. Aber erst, wenn der kritische Punkt überwunden ist, wird es allmählich besser. Manchmal kommt es vor, dass sich überhaupt keine Reaktion zeigt und ich mich fragen muss, ob EM-X überhaupt eingenommen wurde.

Beim Fasten sollte Folgendes beachtet werden: Durch Fasten tendieren gewisse Krankheiten zur Heilung. Das Hungern reinigt das Körperinnere, die natürlichen Selbstheilungskräfte steigen. Bevor es soweit ist, kann aber das so genannte Menken-Zeichen auftreten. Hierbei wird zwar der Körper entgiftet, zunächst aber – in Begleitung mit Fieber und anschließend tritt Entspannung ein. Dieses Symptom setzt bei manchen Patienten in der Regel einige Tage nach Beginn des Fastens ein. Bei Menschen mit Magenproblemen kann es zu Magenbeschwerden kommen. Anämiekranken wird es schwindlig. Oft jahrzehntelang zurückliegende Prellungen und Brüche beginnen zu schmerzen. Während des Fastens manifestieren sich so in irgendeiner Weise Krankheiten der Vorgeschichte. Das ist jedoch ein Beleg dafür, dass die Selbstheilungskräfte zu arbeiten begonnen haben und ist positiv zu bewerten. Bei völlig gesunden Menschen bleibt als einzige Reaktion nur das Gefühl eines leeren Magens.

Bei EM-X als Infusion ist die Reaktion stärker als bei einer oralen Einnahme. Frösteln und Fieber sind häufig. Ich halte es für unerlässlich, dass diese »Passhöhe« überschritten wird. Nur einer von hundert Menschen scheidet für die Einnahme von EM-X völlig aus.

Auf jeden Fall habe ich die Patienten immer gebeten, mir zu berichten, wenn sich eine veränderte Situation des Körpers ergab. Vor Behandlungsbeginn sollte eine gründliche Untersuchung erfolgt sein, aufgrund derer die Rezeptur festgelegt wurde. Es sollte mit einer kleineren Menge begonnen werden, die dann nach und nach gesteigert wird. Das mildert Anfangsreaktionen ab.

Regenerierungs- und Revitalisierungskräfte durch EM-X
Aus meiner Erfahrung bei der bisherigen Verwendung von EM-X möchte ich auf einige Punkte besonders verweisen. Erstens ist die hervorragende Wirksamkeit auf regenerationsfähiges Gewebe zu betonen. Bei einer Leberzirrhose kann es im weiteren Verlauf zu einem Leberkrebs kommen. Die Ursache einer Leberzirrhose ist eine virusbedingte Hepatitis oder Schädigung durch Alkohol. Im fortgeschrittenen Stadium ist sie nicht einmal mit modernsten medizinischen Mitteln aufzuhalten. Hier kann EM-X Besserung bewirken. Aus meiner klinischen Arbeit kenne ich viele Beispiele, wo die Leberwerte auf eine tatsächliche Besserung hindeuten. Diese Werte sind mit GOT/GPT bezeichnet. Je höher diese Werte im Blut sind, desto weiter ist die Zellzersetzung fortgeschritten. Es ist absolut notwendig, diese Werte bei einem Gesundheitscheck überprüfen zu lassen.

Ein GOT von unter 40 gilt als normal, bei akuter Hepatitis kann 1500 erreicht werden. Das ist ein Wert, der nicht einmal bei einer seit geraumer Zeit vom Krebs befallenen Leber erreicht wird. Dann liegen diese Werte zwischen 150 und 200, bei chronischer Hepatitis ähnlich zwischen 100 und 200. Mir sind Fälle bekannt, wo die Werte konstant zwischen 150 und 200 lagen, aber dann durch EM-X auf unter 100 abfielen.

Zum andern möchte ich darauf verweisen, dass sich bei Leberkrebs die AFP-Eiweiße (Alpha-Fetoprotein) rasend schnell vermehren. So können wir dieses AFP als Tumormarker identifizieren. Der Standardwert von AFP liegt bei unter 25; bei Krebs steigt dieser Wert bisweilen auf 900 bis 1000 an. Wir können belegen, wie bei Kranken nach halbjähriger Einnahme von EM-X dieser Wert bis auf etwa 200 zurückgegangen ist.

Aber es gab auch einen Fall, wo sich der GOT/GPT Wert überhaupt nicht verändert hat, obwohl der AFP-Wert zurückgegangen war. Der Grund liegt darin, dass der Tumor, wie der Tumormarker zeigt, schrumpft und die Krebszellen abgetötet werden. GOT/GPT jedoch weist mehr auf das Absterben normaler Leberzellen hin.

Zusammenfassend lässt sich sagen, dass ein sinkender AFP-Wert absterbende Krebszellen und ein Nachlassen der Aktivität des Tumors anzeigt und dieser kleiner wird. Daraus wird ersichtlich, wie EM-X der weiteren Entwicklung des Krebses Einhalt gebietet, während ein mehr oder weniger unveränderter GOT/GPT-Wert eine unverändert fortwirkende Zerstörung normaler Leberzellen anzeigt. Das bedeutet, dass der Hepatitisvirus nach wie vor die Leber zersetzt. Von daher ist festzustellen, dass EM-X nicht die Kraft besitzt, den Hepatitisvirus zu besiegen, obwohl der gefallene GOT-Wert der Patientin anzeigt, dass EM-X mit seiner Antoixidationskraft die Selbstheilungskräfte der Patientin gestärkt hat.

Das Organ Leber kann sich selbst nach einer 80-prozentigen Entfernung allmählich regenerieren und auf seine Ursprungsleistung zurückkommen. Wenn man eine von Hepatitis befallene verhärtete Leber daran hindert, zu Leberkrebs »zu entarten«, ist fast das normale alltägliche Leben eines Gesunden möglich. Das ist die große Stärke von EM-X.

Der zweite Punkt sind also die Regenerierungs- und Revitalisierungskräfte. Dies trifft auch auf die Haut und die Haare zu. Mir sind erfolgreich behandelte Fälle bei atopischem Exzem und anderen Hautkrankheiten bekannt. Zudem wurde mir berichtet, dass nach Einnahmebeginn von EM-X »graue Haare wieder nachdunkelten«. Ich kann das im Einzelnen nicht nachprüfen. Vielleicht liegt eine Aktivierung des Stoffwechsels vor, der durch die Regulierung des autonomen Nervensystems Haut- und Haarwurzelzellen zu neuem Leben reaktiviert.

Ein Fermentationsgetränk zwischen Kanpo- und westlicher Medizin
Für den Fall, dass das Leben eines Patienten durch eine ungenügende Nierenfunktion in Gefahr ist, wird die Methode der künstlichen Dialyse angewendet. Die Patienten müssen gegebenenfalls zwei- bis dreimal in der Woche zur Dialyse, sonst droht ihnen der sichere Tod. Die künstliche Niere übernimmt die Funktion ihres natürlichen Gegenstücks und entfernt Abfall- und Giftstoffe aus dem Blut. Bei Niereninsuffizienz fällt die Nierenfunktion zu über 80 Prozent aus. Für einen Patienten mit einer derartigen Nierenfunktionsschwäche gab es früher keine Rettung. Wie oft trifft man in alten Sterbelisten auf »Tod durch Nierenversagen« als diagnostizierte Todesursache. Heute rettet die künstliche Niere viele Patienten, aber sie müssen dafür jeden zweiten Tag fünf bis sechs Stunden Zeit aufwenden. Der Tagesablauf wird dadurch empfindlich gestört. Ein Freund von mir war Bürgermeister; ihm blieb aufgrund der aufwendigen Dialyse keine andere Wahl, als auf seinen Posten zu verzichten.

Die Zahl der Dialysepatienten steigt von Jahr zu Jahr. Zudem werden die Patienten immer älter. Heute kommen noch die Versicherungen für die Kosten auf, auch wenn es ihnen schwer fällt. In England aber müssen die über 70-jährigen Leute diese Behandlung schon selbst bezahlen. Auch in Japan bereiten die sprungartig angestiegenen Kosten einiges Kopfzerbrechen, sodass möglicherweise auch hier ähnlich drakonische Maßnahmen Realität werden.

Bei etwa 30 Prozent der Patienten liegt die Ursache in einem Diabetes, ein Bereich, in dem EM-X sehr wirksam ist. Klinikpatienten, die ohne Insulinspritze nicht mehr auskommen konnten, nahmen EM-X zur Stabilisierung ihres Blutzuckerwertes ein. Einige von ihnen konnten später ganz auf die Injektionen verzichten.

Diabetes und Nierenkrankheiten sind auch heute noch von der modernen Medizin nur schwer zu behandelnde Krankheiten. Gerade hier setzt die Antioxidationskraft von EM-X zur Linderung der Krankheit an. Darauf werde ich in Kapitel 3 noch genauer eingehen.

Bei der Wiederherstellung einmal ausgefallener Körperfunktionen zeichnet sich für EM-X ein schier unbegrenztes Einsatzfeld ab. Es wirkt nach meiner Beobachtung und Erfahrung in einer unvermutet starken Weise. Außerdem verfügt unser Körper über Revitalisierungs- und Regenerationskräfte, wie wir sie uns nicht vorstellen können.

Manchmal hört man von wundersamen Heilungen in der Volksmedizin, dass ein bereits aufgegebener Krebspatient unerklärlicherweise geheilt wurde. Die Heilung von etwas Erkranktem ist ja ein physikalisch-chemisches Phänomen, keineswegs ist da ein Wunder am Werk. Aber könnten es nicht die Antioxidationskräfte sein?

Der Grund, warum wir diese Heilungen nicht verstanden haben, liegt darin, dass die Antioxidationskraft bisher nicht bekannt war, beziehungsweise erst jetzt der Nachweis dafür erbracht werden kann. Vielleicht lagen bei den Geheilten besonders günstige Bedingungen dafür vor.

Die einzige mir bekannte Methode, die die Grenzen der modernen Medizin überspringt und wunderbare Heilerfolge erbringt, ist die so genannte »höchste Medizin« der Kanpo-Heilmethode. Dieses Medikament soll in jeder Krankheitssituation wirken und kann über Jahre hinweg bedenkenlos eingenommen werden.

Bisher hat die moderne Medizin so etwas noch nicht in ihre Überlegungen einbezogen. Ein Arzt mit westlicher Ausbildung muss das Erlernte am Krankenbett bestätigt finden. Wenn ein Medikament bei einem Patienten wirkt, so sollte es auch beim nächsten wirken. Dazu braucht er nicht einmal dessen Wirkungsweise zu verstehen.

Wo ist denn nun beim Vergleich der beiden »Systeme« die Position von EM-X? Es ist eine Art »Alleskönner« ohne jegliche Nebenwirkungen, das über einen langen Zeitraum eingenommen werden kann. Diese Eigenschaft bringt es in die Nähe der »höchsten Medizin« östlicher Herkunft. Dennoch bestehen zwischen EM-X und Kanpo-Medizin grundsätzliche Unterschiede. Dort, wo diese medizinische Schule ihr jahrtausendelang direkt am Menschen gewonnenes pragmatisches Wissen der Neuzeit übergibt, setzt EM-X wieder an.

Dass EM-X aufgrund der weiterschreitenden Forschung und guten klinischen Erfahrungen als Medikament Anerkennung finden wird, ist sehr warscheinlich. Warum auch? Professor Higa selbst möchte sich auf solche Auseinandersetzungen nicht einlassen, denn wie bemerkte er: »Es geht auch als Erfrischungsgetränk gut.« Zur Anerkennung als medizinisches Präparat wären langwierige Versuchsreihen nötig, angefangen von der Erprobung an Tieren bis hin zu klinischen Tests am Menschen. In der Praxis brachte dies dem Verbraucher keine Vorteile, dafür aber viele offensichtliche Nachteile. Für ein Erfrischungsgetränk gelten diverse Regularien nicht, die sich für medizinische Präparate aufgrund gesetzlicher Bestimmungen ergeben.

Der zweite Nachteil wäre ein dadurch unweigerlich höherer Preis. Möglicherweise würden die Versicherungen dafür aufkommen, aber die Vertriebswege würden komplizierter, sodass der freie Zugang für die Verbraucher damit erschwert wäre. Für die Gesellschaft generell ist es deshalb viel besser, dass EM-X zur Gesundheitsvorsorge und Krankheitsprävention frei verfügbar ist.

Professor Higa ist bestrebt, so viel wie möglich von EM-1 und EM-X zu produzieren, damit tendenziell der Preis gesenkt werden kann. Aus Sicht der mit den pharmazeutischen Firmen verwickelten Medizin ist das ein unerhörter Gedanke.

Zentraler Punkt ist, dass EM-X als Mittler die Kluft zwischen westlicher und Kanpo-Medizin als wirksames Präparat überbrücken könnte. Natürlich hoffe ich auf eine breite Forschungstätigkeit, doch zunächst sollte Menschen mit gesundheitlichen Schwierigkeiten geholfen werden.

Anwendungsrezepte

Im Folgenden möchte ich über konkrete Anwendungsrezepte von EM-X berichten. Wie schon erwähnt ist EM-X als Fermentationsgetränk auf dem Markt. Wohin man in Japan auch kommt, es ist überall zu haben. In Okinawa, der Heimat von Professor Higa, liegt es sogar in den Verkaufsstellen der Präfektur aus.

Für ein Fermentationsgetränk liegt der Preis ein wenig hoch. Aber niemand wird es wie Wasser trinken. Es ist eine schwach gelbliche, durchsichtige Flüssigkeit fast ohne Geschmack. Vom Trinkgefühl kommt es bekannten Tafelwassern nahe. Es gibt keine bestimmten Einnahmevorschriften. Für den Erhalt der Gesundheit sind 5 bis 10 ml pro Tag allemal genügend. Ich persönlich trinke 30 ml täglich und fühle mich körperlich fit. Bei 10 ml täglich reicht 1 l länger als drei Monate. Da es so gut wie keinen Eigengeschmack hat, kann es Kaffee oder Saft beigegeben werden. So verfahren die meisten Anwender. Mittlerweile sind (in Japan) aber auch EM-X-Drinks und EM-X-Säfte aufgetaucht.

Für den klinischen Bereich gibt es zwei Anwendungen. Die erste ist orale Einnahme. Dabei beginnt man, wie bereits erklärt, mit kleinen Mengen von 5 oder 10 ml, um dann in Abständen von drei Tagen bzw. einer Woche die Menge zu steigern. Zumeist wird die Zielmenge nach einem halben Monat erreicht. Dann sollte man einen Monat dabei bleiben. Ob man nun morgens, mittags, abends, also dreimal täglich oder nur morgens und abends, d.h. zweimal täglich einnimmt, ist unerheblich. Nur die kontinuierliche Einnahme ist für eine positive Reaktion wichtig. Ist die Reaktion zu heftig, sollte man mit einer um 10 ml reduzierten Menge fortfahren.

Wenn sich nach ein, zwei Monten nichts Sichtbares tut, besteht noch kein Grund zum Absetzen. Selbst wenn ein halbes Jahr ohne erkennbare Veränderung vergeht, oder wenn sich sogar die Lage des Patienten verschlimmert hat, werden sich ein, zwei Jahre später gute Resultate zeigen.

Es gibt auch nervlich überempfindliche Menschen, die einfach einen Widerwillen gegen das Trinken von EM-X pur haben. Für diese Menschen kann eine bestimmte Menge mit Wasser gemischt gegeben werden. Bringt dies keine Änderung, so kann es auch in ein Getränk oder ins Essen gemischt verabreicht werden.

Nach Angaben von Professor Higa genügt in Südostasien und Indien die kleine Menge von 1 oder 2 ml EM-X, um eine beachtliche Wirkung bei einer Erkrankung zu erreichen. Im Vergleich dazu muss ein Japaner die etwa zehnfache Menge trinken. Menschen in hoch entwickelten Ländern leben wahrscheinlich in einem von vielfältigem Stress erfüllten Umfeld, das zweifelsfrei die Oxidation fördert.

Als nächstes Anwendungsart möchte ich die Infusions-Behandlung erläutern. Dazu werden in jeweils 250 ml Traubenzuckerlösung 2 bis 5 ml EM-X gegeben und so dem Körper problemlos zugeführt. Im Gegensatz zum Trinken gelangt EM-X auf diese Weise unmittelbar ins Blut. Das ermöglicht den Einsatz von kleineren Mengen.

Außerdem kann man bei Infusionen eine frühzeitigere Reaktion erwarten. Es kommt zwar öfter zu Frösteln und Fieber. Wegen solcher Unpässlichkeiten sollte man sich aber nicht sorgen. (In meinen Ausführungen konzentriere ich mich hier auf Trinken als das Wesentliche.)

EM-X wird vom Magen wie Wasser aufgenommen. Ist der Magen zuvor operativ entfernt worden, oder kommt aufgrund der Krankheitssituation eine Nahrungsaufnahme über Mund und Speiseröhre nicht in Betracht, muss zwangsläufig die Infusionsmethode angewendet werden.

Ich habe die Absicht, künftig in Hinblick auf die Infusionsmethode mit anderen Ärzten in einen erweiterten Informationsaustausch zu treten, um mit ihnen die effektivste Methode zu bestimmen.

Gemäß Berichten von Professor Higa wird in Thailand und Indien die intravenöse Injektion angewandt. Dabei wird in eine physiologische Kochsalzlösung von 20 bis 30 ml 0,5 ml EM-X gegeben und gespritzt. Bleiben Komplikationen aus, wird die Menge in 0,5-ml-Schritten gesteigert.

Bei Krebs kann ich nach meinen bisherigen Erfahrungen keine standardisierte Menge für die Trink- bzw. Injektionsmethode angeben. Im Vertrauen auf mein Gefühl möchte ich sagen, je größer die getrunkene Menge, desto stärker die sichtbare Wirkung. Es ist möglich, bis auf etwa 200 ml pro Tag zu gehen. Dafür müsste man aber mehr Geld pro Monat ausgeben und das würde eine beträchtliche finanzielle Bürde bedeuten. Die Versicherung trägt davon nichts, alles bleibt am Kranken hängen.

Nun hat Professor Higa verlauten lassen, dass er in Bezug auf EM-X und EM-1 alle Anstrengungen unternehmen wird, um eine möglichst billige Versorgung zu bieten.

EM-X mildert die Nebenwirkungen der Krebstherapie

Im letzten Kapitel habe ich die Anwendungsweise von EM-X umrissen. In jüngster Zeit bin ich dazu übergegangen, EM-X nicht mehr allein, sondern zusammen mit anderen Antioxidanzien, Kanpo-Medizin und volkstümlichen Verfahren und Wirkstoffen zu verwenden. Dazu habe ich verschiedene Experimente durchgeführt.

Da ich als junger Mann Kanpo-Medizin studiert habe, kommen in meinem Krankenhaus eine ganze Reihe entsprechender Präparate zur Anwendung. Viele Fälle belegen, dass die gemeinsame Einnahme von EM-X und Kanpo-Präparaten noch effektiver ist. Nachdrücklich empfehle ich, EM-X zusammen mit anderen natürlichen Antioxidanzien wie Vitamin C, Vitamin E, Beta-Karotin, Polyphenol und Flavonoiden einzunehmen. Diverse Untersuchungen haben erbracht, dass Japaner insgesamt zu wenige Vitamine zu sich nehmen. Übliche Zusätze verhindern zwar, dass es zu ausgesprochenen Mangelerkrankungen kommt, aber für eine effektive Wirkung als Antioxidans reicht es nicht. Es wird viel zu wenig bekannt, dass man für eine ausreichende Menge an Antioxidanzien sorgen muss.

In der Tabelle auf der folgenden Seite stellen wir die benötigte Menge an Vitaminen für Japaner und Amerikaner gegenüber. Japaner brauchen beispielsweise täglich 50 ml Vitamin C, um nicht aufgrund von Vitaminmangel an Skorbut zu erkranken. Um eine effektive Antioxidationskraft zu erhalten, sind jedoch 1000 bis 2000 ml nötig. Seit kurzem empfehle ich meinen EM-X trinkenden Patienten zusätzlich Vitamin C in großen Mengen einzunehmen. EM-X wirkt zwar auch für sich allein, jedoch zusammen mit den Vitaminen C und E bei Personen, die schlecht darauf ansprechen, besser. So lässt eine gleichzeitige Gabe von Vitaminen synergistische (zusammenwirkende) Effekte erwarten.

Es gibt einige Stoffe, denen die Volksmedizin bei jeder Krankheit Wirksamkeit zuspricht. Leute, die der modernen Schulmedizin vertrauen, können solchen Aussagen keinen Glauben schenken. Diejenigen, die der konventionellen Medizin von jeher misstraut haben, neigen solchen Thesen natürlich besonders zu.

Als einer Bekannten von mir eröffnet wurde, dass sie Leberkrebs habe, wurde ihr von einer Berghüttenbewohnerin empfohlen, Kawaratake-Pilze zu essen. Sie berichtete, sie hätte für ihren an Lungenkrebs erkrankten jüngeren Bruder diese Pilze in den Bergen gesammelt und abgekocht. Ein halbes Jahr später war der Lungenkrebs verschwunden. Meine Bekannte bat diese Frau, auch für sie Kawaratake-Pilze zu sammeln. Sie begann, den Sud zu trinken, entwickelte dagegen aber eine solche Abneigung, dass sie es nicht fertig bracht, das Gebräu noch weiter einzunehmen. Meistens schreibt man gerade Pilzen die Fähigkeit zu, auf Krebs einwirken zu können. Die einen glauben daran, die anderen nicht. Die Wirkung kann je nach Person unterschiedlich ausfallen, und nicht jeder kann die gleiche Wirksamkeit erwarten. Aber warum sind unter den von der Volksmedizin gegen Krebs angewandten Mittel derart viele Pilze? Darunter fällt z.B. das tochukaso (chin. dongchongxiacao-*Cordyceps sinensis*). Das als besonders krebswirksam bezeichnete Krestin (Polysaccharide-K) hat saru-no-koshikake (Litchi) als Grundstoff. Ich persönlich glaube, dass solche volkstümlichen Präparate durchaus wirksame Elemente enthalten, alleine aber nicht genügend Wirkkraft haben. Es kann aber auch vorkommen, dass man diese Kawaratake-Pilze zu spät anwendet, wenn man für ihre Wirkung bereits zu schwach ist.

Moderne Medizin und eine solche Mixtur zusammen müssten doch wirksam sein können. So wird z.B. Krestin heutzutage viel verwendet, aber die Wirkung bleibt zweifelhaft.»Wenn es alleine nicht wirkt, wirkt es vielleicht zusammen mit anderen Krebsmitteln«, lautet eine Maßgabe des Gesundheitsministeriums.

Ist die Praxis aber nicht umgekehrt? Das Versicherungssystem zwingt dazu, weitere Krebsmittel einzunehmen. Mit dieser Anweisung kann sich

Vergleich der täglich notwendigen Menge an Vitaminen bei Japanern und Amerikanern

	Japaner 40 bis 49 Jahre		Amerikaner 25 bis 50 Jahre	
	Mann	Frau	Mann	Frau
Vitamin A	2000 IE	1800 IE	3300 IE	2600 IE
Vitamin B1	1,0 mg	0,8 mg	1,5 mg	1,1 mg
Vitamin B2	1,3 mg	1,1 mg	1,7 mg	1,3 mg
Niacin	16 mg	13 mg	19 mg	15 mg
Vitamin C	50 mg		60 mg	
Vitamin D	100 IE		200 IE	

aber der spezifische Wirkstoff nicht entfalten. Vielleicht würde in einem solchen Fall EM-X helfen. Das ist leider bis heute nicht zulässig.

Ich wiederhole noch einmal: Die Wirkkraft von EM-X liegt in seiner Antioxidationskraft. Seine Kraft ist ungleich stärker als die vielen in der Natur vorkommenden Antioxidanzien. Mit EM-X werden die Körperzellen so aktiv, dass sie kaum wiederzuerkennen sind.

Mit der Einnahme von EM-X werden die Krebs bekämpfenden NK-Zellen zu äußerster Aktivität angeregt. Im Innern dieser Zellen befinden sich eine Unzahl kleiner kugelähnlicher Gebilde, die auf die Krebszellen einschlagen und sie zum Platzen bringen, als hätten sie Handgranaten geschleudert. Solche Kämpfe finden im Körper ständig statt.

Durch EM-X werden die Antioxidationskräfte gesteigert. Dadurch wirken die außerdem verabreichten Medikamente anders. Wenn man Krestin z.B. so anwendet, eröffnen sich ganz neue Möglichkeiten. In jedem Falle sind bei diesem Versuch, die Immunkräfte zu steigern, Nebenwirkungen ausgeschlossen, die wiederum die Immunkräfte schädigen. Bei einer Leberentzündung wird zum Beispiel das Medikament »Urso« verwendet; um die Gallensäuren herauszudrängen, gibt es das Mittel »Roots«, die althergebrachte »Bärengalle«. Früher gab es in jedem Haus zusammen mit »Kresosot« das Magenmittel »Bärengalle« (kuma-no-i). Heute sind sie fast gänzlich verschwunden. Auch »Urso« ist ein heute nicht mehr angewandtes Medikament. Aber in Verbindung mit EM-X wäre von ihnen jedoch sehr viel zu erwarten.

In letzter Zeit verwendet man Interferon bei Leberkrankheiten. Es hat aber starke Nebenwirkungen: Hohes Fieber und Erbrechen, Depressionen bis hin zur Selbstmordgefährdung können die Folge sein. In Verbindung mit EM-X besteht nun die Möglichkeit, diese Nebenwirkungen entsprechend zu unterdrücken. Darüber hinaus ist Interferon je nach Typ ein schwer wirksames Mittel. Ist die Zahl der Viren groß, wirkt es nicht. Aber bei Hepatitis C ist es einen Versuch wert. Doch auch hier kann EM-X diese unerwünschten Effekte reduzieren. Schon dies allein verdeutlicht die große Bedeutung von EM-X.

Beste Resultate durch gleichzeitige Einnahme von Vitaminen

Im menschlichen Darm sind ungefähr hundert Arten von Mikroorganismen aktiv. Diese Darmflora wird in »nützliche« und »schädliche« Bakterien unterschieden. Ihr Einfluss und ihre Zahl in den jeweiligen Abschnitten des Darmes sind das große Problem. Milchsäurebakterien gelten als gesundheitsfördernd, während die als schädlich geltenden pathogenen (krankmachenden) Kolibakterien ebenfalls vorhanden sind. Kolibakerien verursachen gewöhnlich keine Schädigung. Sollte jedoch die darminterne Balance der Mikroben zusammenbrechen, werden sie zu Krankheitserregern. Um dies zu verhindern, ist es notwendig, die Überlegenheit der »nützlichen« Mikroorganismen auf Dauer zu gewährleisten. Unter diesem Aspekt ist EM-1 sogar noch wirksamer als EM-X. Das über das Trinken aufgenommene EM-X wird größtenteils vom Magen absorbiert und gelangt so kaum in den Darm. Daher ist seine Regulierungskraft für die Darmflora gering.

EM-1, das aus lebenden Mikroorganismen besteht, durchläuft den Magen und kommt in den Darm. Im Dünndarm werden die Nährstoffanteile absorbiert. Dort sind die Darmmikroorganismen aktiv. Daher geht die Absorption zügig vonstatten. Voraussetzung dafür ist die Dominanz der »nützlichen« Mikroorganismen. Andernfalls wird nicht nur die Nährstoffabsorption verschlechtert, sondern man muss auch mit einem Absinken der Immunkräfte rechnen.

Wenn dem so ist, dann ist besonders beim Beginn der Einnahme von EM-X die Steigerung der Immunkräfte schwierig. Trinkt man EM-X zur Heilung einer Krankheit, muss die Darmflora ebenfalls in richtiger Weise aufgebaut werden. EM-X allein genügt manchmal nicht. Wenn für eine Pflanze das Bodenmilieu schlecht ist, gedeiht sie nicht. Das Gleiche gilt für den menschlichen Darm. Bricht die Balance der Mikroorganismen zusammen, sinkt nicht nur die Widerstandskraft, es werden auch weitere Giftstoffe produziert, und es entstehen Krankheiten.

Was die Lage der Mikroorganismen im Darm definitiv verschlimmert, sind Antibiotika. Angefangen hat alles mit Penicillin, das seit mehr als einem halben Jahrhundert als Antibiotikum auf dem Markt ist und anfangs als eine Art Weltenretter gefeiert wurde, da man sich vorstellte, wie es, bei Tuberkulose angefangen, alle Krankheitserreger ausmerzen würde. Aber heute entstehen, wie in einem Teufelskreis, antibiotikaresistente Bakterien.

Die Antibiotika für den Menschen ähneln sehr denen für die Landwirtschaft. »Schädlinge« für Reis, Gemüse und Früchte werden mit Stumpf und Stiel vernichtet. Jedoch sind in jüngster Zeit resistente Bakterien und Schädlinge aufgetaucht, die sich nicht vernichten lassen, und so weitet sich dieser Kampf ohne Sieger aus. Im Zusammenspiel Antibiotika/Mensch ist es ebenso. Könnte man diesem Kampf nicht ein Ende bereiten? Mit EM-X nicht, aber mit EM-1 können wir im Darmmilieu auf Dauer die Oberhoheit der guten Bakterien etablieren. Viele, die meine Erklärungen dazu gehört haben, nehmen nun zusätzlich zu EM-X noch EM 1 ein. So wird die Antioxidationskraft von EM-X noch stärker.

Werden zusätzlich noch Vitamine und natürliche Antioxidationssubstanzen sowie hochwertiges Eiweiß eingenommen, dürfte kein innerkörperliches Milieu entstehen, in dem aktivierter Sauerstoff unbesiegt bleibt. Krankheiten werden ausgetrieben und die so gesundeten Menschen werden ihre Gesundheit erhalten können.

Die westliche Medizin zielt auf synergistische Effekte. Genügt ein Medikament allein nicht, wird zusätzlich noch ein zweites genommen. So wird aus eins plus eins nicht zwei, sondern drei oder vier. Wenn EM-X alleine aber schon unübertroffene Antioxidationskraft entwickelt, könnte dann seine Wirkung nicht durch zusätzliche andere Substanzen noch gesteigert werden? Das war mein Ausgangspunkt, als ich begann, versuchsweise weitere Substanzen mit zu verordnen. Diese Gedanken haben zu folgenden Maßnahmen geführt:

1. *Eine verbesserte Ernährung.* EM-X, Vitamine, essenzielle Aminosäuren – gut verwertet führen sie dem Körper Antioxidationskräfte zu, um Schaden durch aktivierten Sauerstoff abzuwenden; die Immunkräfte steigen, Selbstheilungskräfte können sich entfalten.

2. *Revidierte Haltung gegenüber der Volksmedizin.* Volksmittel wie die seit langem als wirksam deklarierten Kawaratake-Pilze und Litchi (Südfrucht) sind eher Nahrungsmittel als Medizin. Ihre Wirkung ist bei jedem Menschen anders und muss dementsprechend in Menge und Einnahmezeit auf die unterschiedliche Immunstärke bezogen werden. Durch EM-X kann die Antioxidationskraft bei Menschen auch dort steigen, wo bisher noch keine Wirkung sichtbar war.

3. *Gemeinsame Einnahme mit Kanpo-Medizin.* Auch diese hat Nebenwirkungen. Und auch hier sind die Wirkungsgrade von Mensch zu Mensch unterschiedlich. Aber auch das ist mit EM-X zu regeln. Dank EM-X ist es möglich, die Nebenwirkungen zu mindern.

4. *Gemeinsame Einnahme mit westlicher Medizin.* Diese Medikamente wirken »direkt«; entsprechend groß sind die Nebenwirkungen. Zu deren Linderung trägt EM-X ebenfalls bei. Aber niemals die Einnahme mittendrin abbrechen! Auch bei Krebs im Endstadium mindert EM-X die Belastung von Therapie und Medikamenten.

5. *Mit der gemeinsamen Einnahme von EM-X und EM-1* sind darmregulierende Kräfte vorhanden, die die Immunkräfte wieder herstellen, wobei die Wirkung von EM-X gesteigert wird.

Am Schluss des Kapitels möchte ich die wichtigsten Punkte noch einmal zusammenfassen. Es ist für diejenigen bestimmt, die sich nach der Lektüre dieses Buches zur Einnahme von EM-X entschließen. Aber auch für jene, bei denen die Einnahme bisher noch nicht zu den gewünschten Resultaten geführt hat. Ohne bei der Einnahme von EM-X zu zweifeln, soll an seiner Wirksamkeit mit der Gewissheit, ein gutes, wirksames Mittel zur Hand zu haben, nach vorne geschaut werden.

Das Fundament der Heilkunst ist das Vertrauen zwischen Arzt und Patient. Ist dieses Vertrauen erst einmal aufgebaut, dann wird sich mittels einer guten Praxis auch der Behandlungserfolg einstellen. Eine Behandlung ohne vertrauensvolle Beziehung führt nicht einmal bei einem berühmten Arzt zum Erfolg.

Das ist alles, was ich zur Behandlung und Medikation sagen kann. Bei chirurgischen Eingriffen und bei Medikamenteneinnahme sollte EM-X zusätzlich eingenommen werden. Auch dort macht EM-X den Unterschied aus!

Die Hauptthesen des zweiten Kapitels:

1. Alle Prozesse des Werdens und Vergehens der Materie sind Oxidationsvorgänge. Antioxidanzien sind Substanzen, die diese Prozesse verhindern. EM-X ist das zur Zeit stärkste bekannte Antioxidans der Welt.
2. Aktivierter Sauerstoff entsteht notwendigerweise beim Prozess der Energieproduktion im Körperinnern. Daneben gelten Rauchen, Alkohol, ultraviolettes Licht, Strahlung, chemische Substanzen, Nahrungszusätze und Stress als Entstehungsfaktoren.
3. SOD ist ein körpereigenes Enzym, das aktivierten Sauerstoff abwehrt. Jedoch lässt seine Produktion beim Menschen nach dem 40. Lebensjahr nach. Dann sollte man zusätzliche Antioxidationsstoffe einnehmen.
4. EM-X, das Substrat nützlicher Mikroorganismengruppen, besitzt überragende Antioxidationswirkung. EM-X ist ein Extrakt von EM.
5. Bei Einnahme von EM-X treten als positive Reaktion Fieber, Schläfrigkeit, Durchfall usw. auf. Das ist die Folge gesteigerter Selbstheilungskräfte, das heißt eine positive Reaktion auf die Einnahme von EM-X. Man braucht sich keine Sorgen hinsichtlich der Nebenwirkungen zu machen.
6. Die Wirkung von EM-X zeigt sich an Leber, Haut, Haaren usw. in Form von unübertroffener Revitalisierungskraft.
7. Es ist ersichtlich, dass es einmal möglich sein wird, Gewebs- und Organschäden auf der genetischen Ebene wiederherstellen zu können. Bei einer Niereninsuffizienz sollte der Patient dann von der Notwendigkeit der Dialyse befreit werden.
8. Steigern Sie die Trinkmenge von EM-X schrittweise. Beginnen Sie bei

Krankheiten mit einmal fünf ml bis einmal 10 ml. Gewöhnlich wird bis zur Höchsttrinkmenge von dreimal täglich 70 ml gesteigert.

9. Schon für sich allein hat EM-X große Wirkung. Jedoch im Zusammenwirken mit Vitaminen lässt sich eine synergistische Wirkung erwarten.

10. Wo traditionelle Volksmedizin nicht wirkt, kann sich mit EM doch noch eine synergistische Wirkung einstellen.

11. EM-X wird größtenteils vom Magen absorbiert. Zur Darmregulierung nehme man EM-1.

12. Wenn dem guten, wirksamen Mittel EM-X von Anfang an Vertrauen engegen gebracht wird, stellen sich leicht gute Resultate ein.

Anmerkung: Vor der Einnahme von EM-1 sollte immer ein Arzt oder Heilpraktiker konsultiert werden!

EM-X bei Diabetes und Rheuma

Die Wirksamkeit von EM-X bei Diabetes und anderen chronischen Krankheiten

Im ersten Kapitel habe ich über die Wirksamkeit von EM-X bei Krebs berichtet. In diesem Kapitel möchte ich darlegen, inwieweit EM-X bei anderen Krankheiten hilft. Dank der Antibiotika hat die Medizin in den letzten Jahren bakteriologische Krankheiten heilen können.

Jedoch sind mit dem Aufkommen antibiotikaresistenter Bakterien neue Krankheiten zunehmend zu einem Problem geworden. Zumindest hatte die Menschheit erst einmal bakteriologisch bedingte Krankheiten besiegt. Doch Leberzirrhose, chronische Nephritis, Hypertonie, Diabetes, Myokardinfarkt, Krebs, Rheuma und andere chronische Leiden sind auch heute noch nicht völlig heilbar.

Sollte EM-X hier helfen können? Worin sollte bei diesen chronischen Krankheiten seine Wirksamkeit bestehen?

Lassen Sie mich zuerst die Thematik des Diabetes abhandeln. Hier erzielt EM-X gute Resultate, der Blutzuckerwert wird nachhaltig gesenkt. Selbst wenn dies nicht eintreffen sollte, wird zumindest den Komplikationen, die Diabetes hervorruft, vorgebeugt.

Herr *Yoshikazu Yasuaki* (68 Jahre alt) war gezwungen, fünf Jahre lang morgens und abends Insulin zu spritzen.

Blutzuckerwerte von Herrn Yoshikazu Yasuaki:

1996:	22. September	164
	28. September	92
	5. Oktober	182
	8. Oktober	220
	26. Oktober	139
	2. November	149
	9. November	145
	16. November	193
1997:	8. Februar	145
	8. März	135
	22. März	159
	29. März	175

12. April	187
14. Juni	158
5. Juli	180
27. September	163

Dann nahm er dreimal täglich vor dem Essen jeweils 10 ml EM-X. Nun sind seine Werte normal bzw. annähernd normal. Der Blutzuckerwert senkte sich und das taube Gefühl in den Beinen verschwand. Noch heute nimmt er EM-X zusammen mit geringen Mengen an Medikamenten ein.

Die folgenden Werte zeigen die Veränderungen seines Blutzuckerspiegels von September 1996 an. Sie wurden jeweils eine Stunde nach der Mahlzeit gemessen. Dies zeigt die Änderung des Blutzuckerwertes eine Stunde nach dem Essen während ungefähr eines Jahres an.

Liegt er bei leerem Magen über 140, zwei Stunden nach dem Essen über 200, lässt sich das als Diabetes diagnostizieren. Eine Stunde nach dem Essen sollten die Werte zwar unter 150 liegen, die Werte von Herrn Yasuaki nähern sich diesem Wert aber schon nach kurzer Zeit an. Herr Yasuaki nahm dreimal täglich zehn ml EM-X, er isst wie ein gesunder Mensch, die Diabetesdiät konnte bereits eingestellt werden.

Ich möchte Ihnen einen weiteren Fall einer erfolgreichen Behandlung von Diabetes durch EM-X vorstellen. Bei Herrn *Susumu Futatabi* (58 Jahre alt) lagen die Blutzuckerwerte im Grenzbereich. Er nahm dreimal täglich 20 ml, insgesamt also 60 ml ein.

In der Folge nahm er zu, der Blutdruck stabilisierte sich. Er konnte nun ein Leben ohne Medikamente führen. Er brauchte keine Diät mehr zu halten, allenfalls eine Stunde Bewegung jeden zweiten Tag war ihm vorgeschrieben.

Herr Yasuaki litt an einer ziemlich schweren Form von Diabetes; nicht jedoch Herr Futatabi. Nach seinen eigenen Daten haben sich seine Zuckerwerte im Verlauf eines Monats nach Einnahmebeginn von EM-X folgendermaßen entwickelt:

Zuckerwerte von Herrn Futabi vor und nach dem Essen:

	Leerer Magen	eine Stunde nach dem Essen	zwei Stunden später nach dem Essen	Blutdruck
17. August	95	137	132	117/68
25. August	94	127	133	114/73
31. August	92	139	118	115/84

Alle Werte sind in etwa normal. Ich wage zu sagen, dass ein Wert um 100 zwei Stunden nach einer Mahlzeit nicht ideal ist. Aber da er sich einigermaßen wohl fühlte, versuchte er auf die Einnahme von Kanpo-Medizin zu verzichten. Um den Normalwert zu halten, vertraut er nun ganz auf EM-X.

Schädigung durch Diabetes und unterschiedliche Reaktion auf die Einnahme von EM-X

An den geschilderten Fällen lässt sich die Wirkung von EM-X bei Diabetes belegen. Bei manchen Menschen wirkt EM-X so gut, dass sie auf Insulin ganz verzichten können. Sie kehren teilweise sogar zu einer normalen Ernährungsweise zurück. Bei anderen Menschen zeigt sich überhaupt keine Reaktion auf EM-X. Dann ist das Szenario wie folgt: Herr *Masaaki Terakoshi* (32 Jahre alt) lag mit seinen Werten wie Herr Futatabi etwa im Grenzbereich. Er hatte kein Insulin genommen. Während der ersten sieben Tage nahm er zweimal täglich jeweils 10 ml, später zweimal 30 ml täglich. Nach siebenmonatiger ununterbrochener Anwendung waren die Werte keineswegs gesunken. Der Blutzuckerwert blieb unvermindert auf einem hohen Niveau. Als er das parallel eingesetzte Präparat absetzte, stiegen die Werte noch weiter an, das heißt, dieses Medikament war weitaus wirksamer als EM-X.

Schließlich unterbrach Herr Terakoshi die Einnahme von EM-X. Man sollte bedenken, dass die Wirkungsweise von EM-X niemals gleich ist. Oft stellt sich der Effekt erst nach geraumer Zeit ein. Ich schlug daher Herrn Terakoshi vor, die Einnahme fortzusetzen, aber er wollte nicht. So etwas kommt vor. Selbst wenn der Blutzuckerwert nicht sinkt, sollten doch die anderen positiven Zeichen beachtet werden. Diabetes bedeutet nämlich, dass zu wenig Blutzucker senkendes Insulin vorhanden ist und zu viel Traubenzucker im Blut verbleibt, das klebrig wird und so die Adern schädigt.

Diese Schädigungen verursachen überall im Körper weitere Komplikationen wie Erkrankungen der Netzhaut, Nierenschädigung, Schlaganfall, Angina pectoris, Herzmuskelinfarkt, Lungenentzündung, Gallenblasenentzündung, Gallensteine, Blasenentzündung, Impotenz, Muskelatrophie, Lähmungen, Schwindel usw. Die Adern werden brüchig, das Blut dringt nicht mehr in alle Bereiche des Körpers vor; und so entstehen diese Schäden. Oftmals sind die Nebenwirkungen der von Diabetes verursachten Komplikationen wesentlich schlimmer als die ursprüngliche Krankheit selbst.

Der Blutzuckerwert zeigt den Traubenzucker-Anteil das ist der Energieträger – im Blut an. Traubenzucker ersetzt die in den Zellen verbrauchte Energie.

Bei jedem von uns steigt nach dem Essen der Traubenzuckergehalt im Blut an. Dazu kommt das Hormon Insulin, das den Traubenzucker aus dem Blut weg-transportieren soll. Fehlt es ganz oder teilweise, verbleibt der Zucker im Blut. Das verschlechtert die Blutqualität und schädigt die Blutbahnen. So kommt es zu Behinderungen des körpereigenen Versorgungssystems. Diabetes schädigt somit den Körper in zweifacher Hinsicht.

Eine Ursache für Diabetes liegt in der genetisch schlechten Veranlagung eines Menschen. Das ist die insulinabhängige Form des Diabetes. Diese Form macht aber nur ein Prozent aller Fälle aus; die restlichen 99 Prozent sind die nicht-insulinabhängige Form. Gründe hierfür sind Fettsucht, Mangel an Be-wegung, ungesunde Lebensweise, Stress usw.

Man kann dies als klassisches Modell der Krankheiten der Neuzeit be-zeichnen, denn es gibt in letzter Zeit ein dramatisches Anwachsen von Diabe-tikern dieses Typs zu verzeichnen. In Japan sind etwa zwei Millionen Men-schen wegen Diabetes in Behandlung. Darüber hinaus gibt es schätzungs-weise sechs Millionen Menschen, die Gefahr laufen, an Diabetes zu erkranken.

Was kann EM-X bei dieser Krankheit erreichen? Ich meine, die beiden hier aufgezeichneten Fälle bieten Anschauung genug für die ungewöhnliche Wirk-samkeit von EM-X. Aber wodurch ist dies möglich? Folgende Überlegungen möchte ich nachstehend vorstellen.

Bei Diabetes steigt also der Blutzuckerwert im Blut an. In der Folge ver-schlechtert sich die Blutqualität, die wiederum die Versorgung des Körpers mit Traubenzucker einschränkt. Dazu kommt noch, dass das Blut verklebt und das körpereigene SOD, das die Funktion des Scavengers übernimmt, behindert wird. Wenn SOD an Traubenzucker haftet, kann es seine eigentliche Aufgabe, aktiven Sauerstoff zu neutralisieren, nicht mehr erfüllen. Dadurch entsteht zusätzlich ak-tivierter Sauerstoff. SOD kann nun nicht nur mehr seine ursprüngliche Funktion ausüben, es wird sogar zum Feind des Körpers.

Diabetes bewirkt Netzhauterkrankungen und Nierenschäden. Zudem be-wirkt er durch Einwirkung auf die peripheren Nerven Lähmung an Händen und Füßen. Dies alles sind Schädigungen durch aktivierten Sauerstoff. Die Zugabe des starken Antioxidans EM-X bekämpft nun eben diesen aktivierten Sauerstoff und verhindert schlimme Folgen.

EM-X hält zudem die mit Diabetes verbundenen Nebenwirkungen auf. Sollte einmal nach Einnahmebeginn von EM-X der Blutzuckerwert nicht zurückgehen, heißt das noch lange nicht, es ist wirkungslos. Es schützt den Körper vor Komplikationen. Mit der gegebenen Antioxidationskraft sollte der Blutzuckerwert aber doch bald sinken, davon bin ich überzeugt.

Dass Menschen unter gleichen Lebensbedingungen ganz unterschiedlich stark zu einer Diabetes Erkrankung neigen, liegt an der unterschiedlichen Fähigkeit zur Antioxidation. Alle Krankheiten beruhen auf genetischen Veranlagungen. Gene rufen Krankheiten hervor oder verhindern deren Ausbruch.

Wie bauen sich die Gene auf?
Kohlenstoff, Wasserstoff, Sauerstoff, Stickstoff – aus Verbindungen dieser vier Elemente entstehen Aminosäuren. Insgesamt gibt es 20 verschiedene Aminosäuren, von denen acht unverzichtbar sind, aber nicht selbst vom Körper gebildet werden können. Sie können nur über die Nahrung von außen aufgenommen werden. Das bedeutet, unser Körper setzt sich aus Eiweiß zusammen, von dem ein Teil von außerhalb des Körpers stammt. Dieses Eiweiß wird zu Aminosäuren zerlegt und in für den menschlichen Organismus verwertbares Eiweiß umgewandelt. Die vier vorher erwähnten Elemente erschaffen 20 Arten von Aminosäuren. Aus der Kombination dieser Aminosäuren können 100.000 verschiedene Eiweißtypen gebildet werden. Welches Eiweiß wovon gebildet wird, wird von den Genen bestimmt. Da die Gene wiederum auch aus Eiweißstoffe bestehen, ist es nicht zu weit hergeholt, wenn man behauptet, dass das Eiweiß der wichtigste Nährstoff für den Körper ist. Die Grundkonstruktion der Gene ist bei jedem Menschen gleich. Trotzdem gleicht kein Mensch dem anderen. Nehmen Sie die Gesichter. Die Grundkonstruktion ist gleich und dennoch gibt es keine zwei völlig identischen Gesichter. So ist auch die Fähigkeit zur Produktion der Eiweißsubstanz der menschlichen Gene jeweils ein wenig anders. Man hat die verschiedenen Eiweißarten in Typ A, B, C, D, E und F unterschieden. Bei dem einen Menschen sind die Gene, die das Eiweiß vom Typ F produzieren, schwach, beim anderen stark. Ist der Typ F schwach und handelt es sich zufällig um ein wesentliches (essenzielles) Eiweiß, wird dieser Mensch dort seine Schwachpunkte haben.

Insulinhormone sind ebenfalls Eiweiße. Sind die Gene, die deren Produktion steuern, zu schwach, fehlt es an Insulin, und der Mensch wird zuckerkrank. In diesem Falle muss er mit einer angeborenen insulinabhängigen Form von Diabetes weiterleben. Es kann aber auch durch erworbene Ursachen zu Diabetes kommen, nachdem die Insulin produzierenden Gene schwächer geworden sind. Das ist zum Beispiel der Fall, wenn die Versorgung mit Eiweißsubstanzen ungenügend oder von schlechter Qualität ist. Mit zunehmendem Alter nimmt die Nahrungsmenge mit entsprechender Folge für die Eiweißversorgung ab. Oder es wird durch übermäßiges Essen und Trinken aktivierter Sauerstoff freigesetzt, der die Insulin produzierenden Gene beschädigt. Auch einseitige Ernährung kann die Bildung von Eiweißen behindern. Vitamine und Mineralstoffe sind als Hilfsstoffe unentbehrlich. Ein Mangel daran schadet der Eiweißbildung. Es ist geradezu das Kennzeichen des modernen Menschen, dass ein Zuviel an Stress und ungesunder Lebensweise in einem Überschuss an aktiviertem Sauerstoff endet.

Ist aktivierter Sauerstoff auch Ursache für Rheuma- und Rückenschmerzen?

EM-X zeigt auch Resultate bei diesen schmerzhaften Erkrankungen. Zur Schmerzlinderung ist die Antioxidationswirkung unentbehrlich. Als Beispiel kann Rheuma gelten. Hier hat sich aktivierter Sauerstoff in den Gelenken angesammelt, der von EM-X neutralisiert werden soll, um die Schmerzen zu verringern.

Ein anderes Beispiel: Drei Jahre lang war Herr *Sayo Fujimoto* von fünf Ärzten behandelt worden, ohne dass seine Rückenschmerzen aufgehört hätten. Durch Röntgen kam heraus, dass am ersten und zweiten Lendenwirbel eine Kompressionsfraktur vorlag. Er musste nun ein Korsett tragen. Zusätzlich nahm er Kalzium, Milchsäure und schmerzstillende Medikamente zusammen mit EM-X ein.

Er begann mit einer Dosis von jeweils 10 ml morgens, mittags und abends. Nach sieben Tagen wurde die Menge auf 20 ml erhöht. Das Resultat war verblüffend. Nach einem Monat hatten die Schmerzen aufgehört.

Wodurch entstehen Rückenschmerzen? Die Ursache liegt in der Muskelschwächung. Zwischen den Knochen liegen Knorpel, in deren Umgebung sich Muskeln befinden, die das Gewebe stützen. Sind diese Muskeln stabil, können die Knochen an ihrem korrekten Platz bleiben. Ein Bruch kommt dann selten vor. Selbst wenn es durch äußere Gewalteinwirkung zu einem Bruch und einer Verschiebung des Bruches kommt, treten trotzdem kaum Schmerzen auf. Mit zunehmenden Alter nimmt die Muskelkraft ab. Brüche und Verschiebungen können leichter entstehen. Schmerzen treten häufiger auf. Unseren Planeten bevölkern unzählige Menschen mit solchen Rückenschmerzen. Gegenmaßnahme Nummer 1 muss die Stärkung der Muskeln sein. Und wie stärkt man sie am besten?

Da Muskeln aus verschiedenen Eiweißen bestehen, sollte man viel Eiweiß über die tägliche Ernährung zu sich nehmen. Zudem sind Vitamine für den Muskelaufbau unentbehrlich. Auch da sollten Sie ordentlich zugreifen.

Ferner ist Bewegung wichtig. Übertriebene sportliche Bewegung jedoch ist wiederum Ursache für aktivierten Sauerstoff. Um die natürlichen Abwehr-

und Immunkräfte zu steigern, bedarf es maßvoll betriebener Bewegung. Schnelles Gehen reicht völlig, um den Körper anzuspornen und den Muskeln Anreize zu verschaffen. Während des Schlafens bauen sich dann die Muskeln auf.

Sind bereits Rückenschmerzen vorhanden, könnte man, selbst wenn man wollte, keinen Sport treiben. Das ist ein Teufelskreis, der die Muskeln weiter schwächt und zudem die Entwicklung aktivierten Sauerstoffs fördert. Der ist genau dort, wo es schmerzt. EM-X kann diesen Schmerz ohne jegliche Nebenwirkung aufhalten. – Eine wunderbare Methode!

Schultersteifheit hat nicht die gleiche Ursache. Der Kopf ist überproportional schwer, er macht etwa ein Zehntel des gesamten Körpergewichts aus. Ein 60 kg schwerer Mensch trägt die ganze Zeit etwa sechs kg auf seinen Schultern. Aufgrund der Überbelastung entsteht Milchsäure in den Muskeln, was zu Verhärtungen und Verspannungen der Schulter führt. Doch auch hier kann EM-X eine Lösung herbeiführen.

Eine weitere Kollagenkrankheit ist die Sjögren-Krankheit. Frau *Yoko Tahara* (42 Jahre alt) litt sehr daran. Bei dieser Krankheit wird kein Speichel produziert, die Augen bleiben trocken, der Tränenfluss versiegt. Da es eine Kollagenkrankheit ist, zeigen sich die Symptome des Rheumas. Bei meiner Patientin schmerzten die Finger und Gelenke, Netzhautblutungen traten auf.

Wir begannen mit 30 ml EM-X täglich und steigerten das Quantum stufenweise auf 90 ml. Nach einem Jahr hatten die Schmerzen an Gelenken und Fingern aufgehört. Auch hatte sich die Trockenheit der Augen erheblich verbessert. Nur die Speichelproduktion war noch ungenügend. Bis heute setzen wir deshalb die Therapie mit 90 ml pro Tag fort. Ich bin sicher, dass sich ihre Lage weiter verbessern wird.

Die Sjögren-Krankheit wird ab einem bestimmten Schweregrad von der westlichen Medizin als kaum therapierbar betrachtet. Aber in unserem Falle hatte sich nach nur einjähriger Anwendung von EM-X der Zustand der Patientin erheblich verbessert. Eine großartige Sache!

Krebs ist ebenfalls oft sehr schmerzhaft. Eine 80-jährige Patientin war an Pankreaskarzinom (Bauchspeicheldrüsenkrebs) erkrankt. Ihre unsäglichen Schmerzen strahlten bis in den Rücken aus. Die Untersuchung ergab als deprimierenden Befund: »Die Patientin kann nicht einmal mehr den Arm bewegen. Ihre Lebenserwartung liegt zwischen drei und sechs Monaten.«

Die Kranke war im guten Glauben, es läge bei ihr (nur) eine chronische Pankreasentzündung vor. Allein ihre Familie wusste, dass es Krebs war. Alles, was der Familie noch blieb, schien das Warten auf den Tod zu sein. Das

Schlimmste waren die Schmerzen, gegen die nichts mehr half. Da erfuhren die Angehörigen von EM-X und seiner immensen Kraft. Sie begannen der Patientin 500 ml in drei Tagen zu verabreichen.

Die größte Veränderung nach Einnahmebeginn waren die nachlassenden Schmerzen. Zwei bis dreimal wurden noch schmerzstillende Zäpfchen eingesetzt, dann hörten die Klagen über Schmerzen auf. Nach sechs Wochen hatte die Patientin einen ordentlichen Appetit entwickelt. Sie lag nicht mehr nur schläfrig herum, sie stand auf, machte Kalligrafie, rezitierte Gedichte. Ja, sie begann sogar Karaoke zu singen. Nach sechs Monaten EM-X war die Patientin putzmunter.

Ihr behandelnder Arzt, der damals eine ständige Zunahme der Schmerzen prognostiziert hatte und Morphium spritzen wollte, konnte sich auf all das keinen Reim machen. Er kannte die schmerzstillende Wirkung von EM-X nicht!

EM-X normalisiert die Immunfunktionen

Folgender Brief stammt von einer Frau, die bis zur Einnahme von EM-X an Rheuma litt und über Schmerzen an Schulter, Kopf, Fußgelenken und in der Magengegend klagte. Ihr Brief schildert die großartigen Veränderungen durch die Einnahme von EM-X:

»Sehr geehrter Herr Dr. Tanaka. Ich hatte Sie im September 1996 kontaktiert. Dank Ihrer Hilfe sind meine Werte gesunken. Die Schmerzen im Oberkörper sind fast ganz verschwunden, nur die Knie schmerzen noch so wie früher. Ich fühle mich nicht mehr schlaff, mein Gesundheitszustand ist insgesamt gut. Ich habe mächtigen Appetit. Es fehlt nicht mehr viel, und ich könnte mich als ganz gesund bezeichnen. Auch die früher üblichen Erkältungen – ich musste ständig Medikamente dagegen nehmen – treten kaum noch auf. Hier nun meine Untersuchungswerte:

Datum	RAHA-Wert	Blutsenkung	Serum Eisen
21. 09. 96	1280	115	18
16. 11 96	640	123	19
25. 01. 97	640	120	24
22. 03. 97	160	117	116

Ich hatte auch eine Eisenmangelanämie durch Rheuma. Sie hat sich gebessert, und ich brauche keine Eisenpräparate mehr zu nehmen. Mein Zustand ist ganz offensichtlich besser geworden. Ich schöpfe wieder Hoffnung fürs Leben. Vielen, vielen Dank. *Tomomi Asari.*«

Wie uns die Rheumakranke in ihrem Brief anschaulich schildert, hat EM-X ihr das körperliche Wohlbefinden wiedergegeben. Nur die Knieschmerzen bleiben hartnäckig. Aber die Werte lassen trotz allem darauf schließen, dass EM-X recht wirksam ist.

Im Falle von Frau Asari nähert sich der RAHA-Wert (rheumatoid arthritis hemagglutination assay – ein Rheuma-Test) nicht an den Normalwert an, der unter 40 liegt. Die Schmerzen sind daher verständlich. Aber da sie die Einnahme von EM-X nicht abgebrochen hat, werde ich den weiteren Verlauf verfolgen.

Ich möchte noch das Beispiel der rheumakranken Frau *Mika Susuki* (50 Jahre) anführen, bei der es zu einer enormen Verbesserung gekommen ist. Ihr ging es genau so schlecht wie dem Rheuma-Patienten, über den ich im Prolog berichtet habe, der nicht einmal mehr gähnen konnte.

Frau Susuki wurde im August 1995 erstmalig eingewiesen. Drei Jahre zuvor hatte sie erstmals Veränderungen an den Fingern verspürt. Inzwischen waren die Handgelenke schmerzhaft angeschwollen. Dazu kamen die Schmerzen an Ohren und Kiefer. Ja, sie konnte nicht einmal mehr gähnen, geschweige denn feste Nahrung zu sich nehmen.

Im örtlichen Krankenhaus wurde »chronisches Gelenkrheuma« diagnostiziert. Sie sollte einmal wöchentlich zu einer Anti-Rheuma-Spritze ins Krankenhaus kommen. Zusätzlich musste sie täglich Medikamente einnehmen. Damit war jedoch gegen die Schmerzen nichts auszurichten. Ganz im Gegenteil, die Schmerzen griffen auch noch auf die Füße über, sodass kaum noch an Laufen gedacht werden konnte. Dann hörte sie von EM-X und suchte mein Krankenhaus auf. Sie erhielt dreimal täglich 30 ml. Unerwarteterweise stieg ihr RAHA-Wert von anfänglich 223 an.

Bei EM-X können sich Reaktionen vielfältiger Art einstellen. Man sollte sich zuerst einmal gar nicht so viele Gedanken darüber machen. In aller Regel kommt später alles in Ordnung. Tatsächlich fiel auch in ihrem Fall nach einem halben Jahr der Wert fast auf normal. Seitdem hält dieser Zustand an. Ihre Schmerzen begannen nach drei Monaten abzuflauen. Die durch die Krankheit verunstalteten Gelenke richteten sich, die Kieferschmerzen ließen soweit nach, dass normale Nahrungsaufnahme möglich wurde. Ein typisches Beispiel, wie EM-X bei Rheuma wirkt.

Rheuma ist eine Form der Kollagenkrankheit, das heißt eine Autoimmunkrankheit, bei der körpereigene Stoffe angegriffen und ausgeschaltet werden. Beim Aufflackern der Krankheit kann man von einem »Wüten« sprechen. Die moderne Medizin ist da völlig hilflos. Auch Medikamente können die

Schmerzen nicht stoppen, bestenfalls verschaffen sie ein wenig Linderung. Im Falle von Frau Susuki stellte sich der Appetit wieder ein, ihr körperlicher Zustand besserte sich um einiges. Auf ihre trockene Haut muss sie nicht mehr Öl und Creme auftragen. Das ist heute vorbei.

EM-X zur Vermeidung von Demenz

Aus diversen Krankengeschichten weiß ich, dass EM-X bei Parkinson und anderen Erkrankungen des zentralen Nervensystems wirksam ist. In der im Basalnukleus des Gehirns liegenden *Substantia nigra* wird die Transmittersubstanz Dopamin produziert. Sind nun aus irgendwelchen Gründen diese Zellen geschädigt und in ihrer Fähigkeit zur Erzeugung des Dopamins eingeschränkt, kommt es nach allgemeiner Lehrmeinung zur Parkinsonschen Krankheit. In der Folge stellen sich unaufhörliches Zittern und Sprachverlust, Einschränkung der Bewegungsfähigkeit und schließlich bloßes Dahindämmern ein.

Was sind nun die Gründe für die Schädigung der Zellen und das Fehlen von Dopamin? In jüngster Zeit erklärt man sich die Entstehung durch ein Zuviel an aktiviertem Sauerstoff. Das Gehirn ist zusammen mit der Leber der Körperteil mit dem höchsten Sauerstoffverbrauch. Es verbraucht etwa 18 bis 20 Prozent des durch Atmen aufgenommenen Sauerstoffs. Diese große Menge begünstigt die Entstehung von aktiviertem Sauerstoff. Mehr als andere Organe kann das Gehirn dadurch geschädigt werden. Das in der Mitte des Gehirn gelegene limbische System hat übrigens den höchsten Sauerstoffbedarf.

Ein Spezifikum des menschlichen Hirns ist die Großhirnrinde. Dort ist der Sitz für menschliche Vernunft und Intelligenz. Im limbischen System liegt die Steuerung für Appetit und Sexualfunktion, für Freude, Groll, Trauer und Gefühle aller Art.

Im folgenden Schaubild ist der Aufbau des Gehirns dargestellt. Die *Substantia nigra* liegt in der Mitte des Mittelhirns. Gerade diese Bereiche werden besonders leicht durch den aktiven Sauerstoff geschädigt.

Bislang sind noch keine offensichtlichen Erfolge durch EM-X bei Parkinson-Kranken erkennbar. Ich glaube aber an die Wirkung. Die fehlenden Erfolge erklären sich daraus, dass die Behandlung bisher stets auf halbem Wege abgebrochen wurde. Es gibt bisher keinen Parkinson-Kranken, der EM-X ein Jahr lang ununterbrochen eingenommen hat. Mit Sicherheit sind damit gute Resultate zu erzielen. Nicht nur bei Parkinson, sondern auch zur Vorbeugung von Demenz sollte EM-X langfristig eingenommen werden. Eine Mindesteinnahmedauer von einem Jahr halte ich dabei für unabdingbar.

Die Revitalisierung der menschlichen Gehirnzellen braucht seine Zeit. Sind die Gehirnzellen einmal abgestorben, können sie nicht wieder zum Leben erweckt werden. Das bezieht sich auf die Zellen der Hirnrinde, aber in jüngster Zeit spricht man von der Möglichkeit, Gehirnzellen

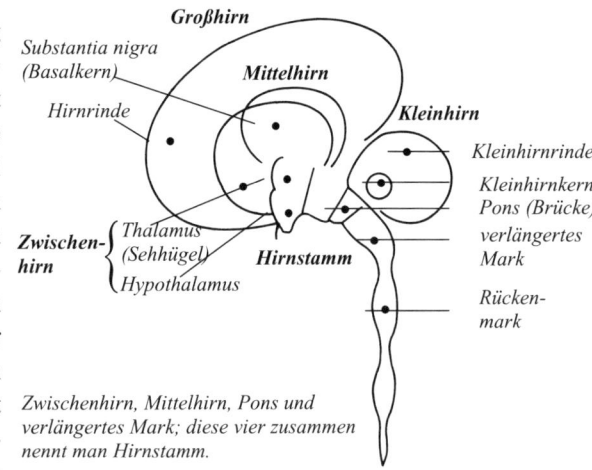

Zwischenhirn, Mittelhirn, Pons und verlängertes Mark; diese vier zusammen nennt man Hirnstamm.

im zentralen Bereich zu revitalisieren.

Nach meiner Erfahrung steht auch die günstige Wirkung von EM-X bei Alkoholkonsum in Verbindung mit seiner Wirkung auf das Gehirn. Das scheint in Beziehung zu stehen mit der Verbesserung der Abbaufähigkeit der Leber. Desweiteren löst sich die als subjektives Symptom stark empfundene Benebelung wie Dunst an einem sonnigen Tag auf. Gerade auch Menschen jenseits der mittleren Jahre haben solche Gefühlssituationen erlebt. EM-X wirkt positiv auf jene Kräfte ein, die den Kopf wieder klarer denken und empfinden lassen und die Gehirnzellen beleben.

Da das Gehirn ein äußerst wichtiger Teil des menschlichen Körpers ist, muss um jeden Preis vermieden werden, dass etwas von außen eindringt. Der Körper hat eine Art Sperre eingerichtet. Je nach Bedarf werden im Körper Traubenzucker, Fett und Eiweiß in Energie umgewandelt, im Hirn allerdings wird nur Traubenzucker verarbeitet. Bei Patienten mit hohem Medikamentenkonsum gelangen große Mengen gelöster Bestandteile dieser Mittel ins Gehirn und beeinflussen die Zellen auf merkwürdige Art. Auch Alkohol, Verdünnungsmittel, Bleiverbindungen oder andere gefährliche Substanzen bewirken eine Veränderung, die besser abgeblockt werden sollte.

EM-X findet leicht Zugang zum Gehirn und belebt die Gehirnzellen. Gerade Japan, an der Schwelle zu einer vergreisenden Gesellschaft, wird sich auch auf die Problematik von bettlägerigen alten und Demenzkranken einstellen müssen. 20 Prozent aller über 70-jährigen leiden an Demenz, das heißt zwei von zehn Personen dieser Altersgruppe befinden sich in einem desolaten Zustand. Wir müssen uns Hilfe für die bereits betroffenen Personen einfallen lassen. Es wird nicht das Mittel schlechthin geben. Man sollte nach etwas suchen, das diesen Menschen überhaupt helfen kann. Ich unterstreiche nochmals, dass EM-X einen Betrag zur Vorbeugung und Behandlung von Demenz leisten kann.

Tests mit EM-X bei Frauen mit Fresssucht (Bulimie)

Mein Krankenhaus erreichte ein Brief, in dem eine Mutter, deren Tochter an Bulimie litt, Folgendes berichtete: »Ich möchte mit Ihnen über meine Tochter sprechen. Sie ist im Januar 1976 geboren. Nach der Geburt entwickelte sie sich völlig normal. Mit fünf Jahren bekam sie Wasserpocken, mit sechs Mumps und Röteln. Bis zum Abschluss der Grundschule war außer von einer nicht schwerwiegenden Erkältung keine größere Krankheiten zu verzeichnen. Mit zwölf (Abschluss der 6. Klasse) setzte die Menstruation ein; mit dreizehn (erstes Jahr der Mittelschule) setzte sie wieder aus und ist bis heute nicht mehr aufgetreten. Wir wissen nicht warum. Unsere Tochter hat seitdem auch keine guten Freundinnen mehr gehabt. Die Mittel- und Oberschule durchlief sie, ohne wiederholen zu müssen. Nur beklagten sich die Lehrer häufig darüber, dass sie im Unterricht so schläfrig wirken würde. Wie durch ein Wunder bestand sie dann die Aufnahmeprüfung an ihrer Wunschuniversität. Sie zog zu Hause aus und in ein Studentenwohnheim. Im Sommer des ersten Studienjahres äußerte sie den starken Wunsch »alles hinzuschmeißen«. Sie versuchte die verschiedensten Diäten; doch die bewirkten nur das Gegenteil. Vor vier Jahren stellte sich endgültig Bulimie ein. Seitdem isst sie Tag und Nacht bis zum Erbrechen. Wir als Eltern können uns diese mit ungelösten menstruellen Problemen zusammenhängende Bulemie nicht erklären.

Ein solcher Zustand ist die Folge von Unzulänglichkeiten, übertriebenen Erwartungen, Kommunikationsdefiziten und Mangel an Zuwendung. Vielleicht haben wir uns früher nicht richtig um das Kind gekümmert. Wir möchten nun, dass die Tochter die jetzige Situation überwindet, haben aber keine Vorstellung davon, wie das gehen sollte.

Bislang hatten wir Rat bei Psychologen, Ratgebern, Selbsthilfegruppen und in der Religion gesucht. Die junge Frau entwickelte aber keinen eigenen Willen von ihrer Krankheit wegzukommen. Jetzt hörten wir über irgend jemandem von EM-X und überlegen uns, ob hier nicht ein Weg zu Rettung liegt«. (verkürzt)

Psychische Krankheiten sind grob in drei Typen unterscheidbar: Schizophrenie, Depression und erregerbedingte Formen. Ich habe diese junge Frau nur einmal gesehen. Bulimie halte ich weniger für eine Geisteskrankheit, sondern vielmehr eher für eine Art Störung des vegetativen Nervensystems.

Deren Ursache liegt im psychischen Druck und dem Verlust des hormonalen Gleichgewichts. Aber könnte nun EM-X bei dieser Krankheit tatsächlich wirken?

Da ich EM-X bisher bei psychischen Krankheiten noch nicht angewandt hatte, konnte ich nichts darüber aussagen. Überhaupt stellt sich ganz generell die Frage nach der Wirksamkeit von EM-X bei psychischen Krankheiten. Der jungen Frau verschrieb ich dreimal täglich 20 ml. Leider brach sie die Behandlung ab. Daher ist die Frage nicht zu beantworten, ob bei ihr EM-X hätte helfen können. Ich habe immer Bilder von Lebewesen in meinem Kopf, die nach Einnahme von EM-X einen ganz bestimmten, ruhigen Gesichtsausdruck annehmen, einen Ausdruck von Ausgeglichenheit und Zufriedenheit. Bei Tieren kennen wir diese Wirkung gut: Die Rinder auf den Weiden der Gemeinde Takamatsu machten einen viel ausgeglicheneren Eindruck, nachdem ihre Ställe mit EM-1 behandelt und EM-1 dem Trinkwasser beigegeben wurde.

Haben Menschen mit diesen Tieren nicht vieles gemeinsam? Beide sind Säugetiere. Wenn die Rinder durch EM-1 ruhig wurden, so müsste es doch auch beim Menschen möglich sein, ihn dank EM-X zu stabilisieren.

Patienten mit Besserung bei belastungsabhängiger Herzgefäßverengung

Ein Mitarbeiter der hiesigen Universität wurde aufgrund von Arrythmie (unregelmäßige Herzschlagfolge; *Anm. d. Lektors*) mit Angina pectoris in mein Krankenhaus eingeliefert. Er hielt dies für eine gute Gelegenheit, sich einmal gründlich untersuchen zu lassen. Dabei wurde bei ihm Speiseröhrenkrebs diagnostiziert, der bald darauf operiert wurde. In diesem Fall war der Krebs noch nicht sehr weit entwickelt, sodass eine neue Technik angewendet werden konnte: während der Endoskopie wird die vom Krebs befallene Schleimhaut abgetragen. Bald darauf klagte er über Halsschmerzen wie bei einer Erkältung. Diesmal war es jedoch Mundhöhlenkrebs. Wieder riet der Chirurg zur Operation, was aber das Entfernen der Zunge bedeutet hätte. Da der Patient Spezialist für Fremdsprachen war, lehnte er aufgrund der zu erwartenden Sprachbehinderung ab und entschied sich für eine Strahlenbehandlung.

Eine Behandlung, bei der radioaktives Gold (^{198}Au) in die Wangen in kolloidaler Form eingebracht wird, verlief zunächst erfolgreich. Dann trat der Krebs erneut auf. Man musste nun damit rechnen, dass sich der Krebs über den gesamten Körper ausbreiten würde. Obendrein war das Herz angegriffen. Auf Grund dieser Lage und der düsteren Aussichten, begann der Patient schließlich EM-X einzunehmen. Inzwischen ist seine Gesundheit trotz der anfänglichen Sorge seiner Angehörigen wieder völlig hergestellt.

In diesem Fall zeigte EM-X seine ganze Wirkkraft. Hier gewinnt die Frage nach der persönlichen Einstellung eine tiefere Bedeutung. Die Diagnose »Krebs« löste nicht, wie sonst üblich, einen tiefen Schock aus, sondern die Antwort des Patienten war ein ziemlich gefasstes »Ach ja?«

Der Mundhöhlenkrebs wurde warscheinlich durch den Genuss hoher Mengen hochprozentigen Alkohols ausgelöst. Er musste nun zwei Wochen in einem luftschutzbunkerähnlichen Zimmer für die Strahlenbehandlung verbringen. So etwas führt üblicherweise bei Patienten zu völliger Niedergeschlagenheit. Bei jemandem, der alles nicht zu ernst nimmt, wirkt EM-X besonders gut.

Als Beispiel für die wirkungsvolle Behandlung mit EM-X bei belastungsabhängiger Angina pectoris (Herzbräune) möchte ich den Fall der 61-jährigen Patientin *Kayo Sawada* anführen. Bei Angina pectoris tritt eine kurzfristige Unterversorgung mit Blut im Herzmuskel auf. Die Folge sind anfallartige Brustschmerzen. Bei der bei Frau Sawada aufgetretenen belastungsabhängigen Angina pectoris besteht ein großer Unterschied zwischen Belastung durch Bewegung und Arbeit und Ruhephasen. Die kurzfristige Unterversorgung mit Blut tritt auf, weil die zum Herzen führenden Arterien durch Arteriosklerose geschädigt und verstopft sind. Anfälle führten zu heftigen Schmerzen, Druckgefühl, Sodbrennen und Atembeschwerden. Als Behandlungsmethode bietet sich sublingual (unter die Zunge) verabreichtes Nitroglyzerin oder eine Bypass-Operation an. Bei Frau Sawada wurde keine Operation durchgeführt. Sie hatte bereits lange Jahre unter Anfällen gelitten, bevor sie das erste Mal in unser Krankenhaus kam. Hier klagte sie über ein Schlaffheitsgefühl des ganzen Körpers.

Sie begann mit einer täglichen Menge von 20 ml EM-X. Nach etwa drei Monaten hatte sich ihr Körperzustand bereits erheblich gebessert. Daraufhin setzte sie die Medikamente ab, die sie in der vorherigen Behandlung verschrieben bekommen hatte. Nach achtzehn Monaten hatten die Anfälle ganz aufgehört. Elektrokardiogramm und Blutuntersuchungen zeigten keine auffälligen Befunde mehr.

Aus diesen Fällen können wir folgern, dass EM-X bei arteriosklerosebedingten Herzkrankheiten und Gefäßschäden des zentralen Nervensystems sowie bei Bluthochdruck ebenfalls wirksam ist.

Wirkung von EM-X bei atopischem Ekzem und Asthma

Wie schon erwähnt zeigt EM-X überraschende Wirkung bei atopischem Exzem und anderen allergischen Leiden. Die Ursachen für das atopische Exzem sind vielfältig. Einerseits kann es an der genetisch bedingten Konstitution liegen, so können scharfe Reaktionen auf bestimmte Lebensmittel als Allergiereaktion (Rhinitis [Nasenschleimhautentzündung], Asthma, Hautentzündungen) vorliegen. Hautentzündungen, die mit einem heftigen Juckreiz einhergehen, bezeichnen wir dabei als atopisches Exzem (anlagebedingte Neurodermitis). Dessen Symptome zeigen sich oftmals bereits in den ersten Lebensmonaten; chronisch wird es jedoch erst im Erwachsenenalter und ist dann nicht heilbar. Neben der genetischen Veranlagung sind dafür Ess- und Lebensgewohnheiten, Verschlechterungen der Umweltbedingungen usw. verantwortlich.

Nach dem Krieg begannen Japaner in großem Umfang Fleisch und Milchprodukte zu essen. Die physische Disposition der Japaner ist jedoch nicht auf langjährigen Fleischkonsum angelegt. So kam es hier bei einer ganzen Reihe von Menschen zu Atopie-Symptomen. Verstärkter Einsatz von Kunstdünger, giftige chemische Substanzen und Lebensmittelzusätze verschlimmerten außerdem bei vielen den Zustand.

Der Auslöser von Allergien ist jeweils ein Allergen. Mehr als 90 Prozent aller Patienten mit atopischem Ekzem leiden an einer Lebensmittelallergie. Die wichtigste Frage ist demnach die nach den Essgewohnheiten. Zur Behandlung werden Steroide (Nebennierenrindenhormone) eingesetzt. Die Wirkung ist aber nur zeitweilig, die Behandlung aufwändig und nicht auf Dauer durchführbar. Darüber hinaus gibt es keine Behandlungsmethode, sodass von vornherein Allergieauslöser zu meiden sind.

Ich habe viele Rückmeldungen darüber bekommen, dass EM-X auch hier helfen kann. In diesen Fällen kann EM-X entweder getrunken oder direkt auf die erkrankte Stelle aufgetragen werden, in Creme gemischt, als Zusatz ins Badewasser oder auf vielerlei andere Weise verwendet werden.

Es hilft auch bei anderen Hautkrankheiten, Asthma und Heuschnupfen. In jüngster Zeit versuchen wir im klinischen Bereich unter Weglassung von Steroiden EM-X als Eckpfeiler in eine Therapie mit Diät einzubauen.

Als *Dr. Ghoneum* gerade seine Forschungsergebnisse über die Wirkung von EM-X bei Immunkrankheiten veröffentlicht hatte, zog er nach Ägypten. Seine Kinder hatten Asthma entwickelt und er behandelte die Krakheit mit EM-X. Die Ursachen für Asthma sind vielfältig. Die moderne Medizin vermag lediglich Anfälle zu verhindern, verfügt aber sonst über keine weiteren Behandlungsmöglichkeiten. Unter der Einnahme von EM-X legte sich der Husten, die Kinder schliefen die Nacht durch. Dieses unerwartete Resultat steigert sein Ansehen und ließ ihn zu einem berühmten Arzt werden. Er widmete sich nun intensiv der Erforschung von EM-X. Atopie und Allergien als chronische

Krankheiten werden durch das Antioxidans EM-X wirksam bekämpft.

Ich möchte hier den Fall der Asthmapatientin *Juichi Okatani* (69 Jahre alt) vorstellen. Frau Okatani hatte seit 1971 an Asthma gelitten. Bei Anfällen wurde Neophyllin intravenös injiziert. Auch sie wollte es in ihrer Verzweiflung mit EM-X versuchen. Ich verschrieb ihr 30 ml pro Tag. Einnahmebeginn war Februar 1995. In der Folge ging die Zahl der Anfälle zurück; nach etwa einem Jahr hörten sie vollständig auf. Während dieses Zeitraums nahm Frau Okatani keine weiteren Medikamente.

Ich behaupte nicht, dass EM-X bei atopischem Ekzem und Asthma sofort wirkt. Zwar war das bei den Kindern von Dr. Ghoneum der Fall, aber leider ist es in der Mehrzahl der Fälle nicht so.

Setzt man aufgrund fehlender unmittelbarer Wirkungen EM-X ab, können seine spezifischen Wirkungen erst recht nicht zur Entfaltung kommen. Wie ich von Professor Higa erfahren habe, können in Entwicklungsländern auch mit kleinen Dosierungen in kurzer Zeit Erfolge erzielt werden.

Warum ist das so? Dort hat man die »Segnungen« der modernen Kultur noch nicht erfahren; der Körper hat seine ureigenen Selbstheilungskräfte noch nicht verloren. Im heutigen Japan sind die Schädigungen der Lebensmittel durch die Verschmutzung von Luft, Boden und Wasser so schlimm, dass dies gravierende Auswirkungen auf den menschlichen Körper hat. Obwohl wir unter guter hygienischer Kontrolle stehen und keine Angst vor Hunger haben müssen, wird unser Körper sozusagen insgeheim von Schadstoffen angegriffen, sodass unsere Immunkräfte sinken. Verseuchung mit *Escherichia coli* (O-157)- Verseuchung, Krankenhausinfektionen mit resistenten MRSA*, allergische Reaktionen wie die Pollenallergie – all dies ist früher nicht so massiv aufgetreten und sichtbar geworden.

EM-X ist ein Produkt, das die dem Menschen innewohnenden Selbstheilungskräfte aktiviert, die in einer noch nicht vom Menschen geschädigten Umwelt viel schneller aktiv werden. Die fortwährende Verwendung von Pestiziden, Kunstdünger und Chemikalien haben die Immunkräfte der Japaner so herabgesetzt, dass in absehbarer Zeit Japans Ruhmesprädikat in puncto Langlebigkeit die »Nummer 1« zu sein, keine Geltung mehr hat.

---

* Methicillin-restistenter *Staphyloccocus aureus* gegen antibiotikaresistente Eitererreger

Kann die Leberfunktion wieder hergestellt werden?

Bei einer Leberzirrhose verschlimmert sich der Zustand schrittweise. Es wird oft nicht bedacht, dass die GOT/GPT-Werte des langfristig Erkrankten normalisiert werden müssen. In meinen klinischen Fällen setzte nach Beginn der Einnahme von EM-X eine stetige Verbesserung ein. Ich möchte das Beispiel der im Prolog erwähnten 72-jährigen Patientin anführen:

Nach einer langwierigen Viruserkrankung der Leber mit anschließender Leberzirrhose war es zum Leberkrebs gekommen. Obwohl der Tumor operativ entfernt werden musste, stiegen Leberfunktionswerte weit über die Normalwerte hinaus an. EM-X machte diese nachteiligen Folgen wieder rückgängig.

Es heißt, dass etwa zehn Prozent aller chronischen Leberentzündungen sich zur Leberzirrhose entwickeln, die wiederum zehn Jahre später zu Krebs entarten kann. In diesem Fall lag seit mehr als 30 Jahren eine Hepatitis-C-Infektion vor.

Es macht einen großen Unterschied, ob man an Typ A, B oder C von Hepatitis erkrankt. Typ C geht mit etwa 85 Prozent Anteil am häufigsten in Krebs über. Die Virusträger müssen daher äußerst aufmerksam beobachtet werden.

Das Krebsgeschwür dieser Patientin war mit zwei 2 cm Umfang relativ klein. Glücklicherweise hatte der Krebs noch nicht gestreut, wodurch ein Wiederaufflammen vereitelt werden konnte.

Im März 1994 wurde mit der Einnahme von EM-X begonnen. Bald darauf verschlechterten sich die Werte; dies war jedoch die zuvor geschilderte positive Reaktion und Wendung zum Besseren hinsichtlich des angesammelten Bauchwassers. Nachdem sie dies überwunden hatte, wurde bald die Annährung an den Normalwert erreicht.

So gesehen mag es vielleicht beeindrucken, dass eine Leberzirrhose, ja sogar Leberentzündung, zur Heilung neigt. Die Blutuntersuchung ergab allerdings keine Veränderung in der Zahl der Hepatitisviren. So gesehen scheint EM-X nur geringe direkte Wirkung auf Hepatitis auszuüben. Aber trotz der Viren ist die Leberfunktion besser geworden, es hat sich tatsächlich eine Wende zum Besseren im Bezug auf die Leberzirrhose eingestellt.

Hätte die Patientin sich damit zufrieden geben sollen? Im Mai 1996 setzte sie EM-X ab. Im März 1997 trat der Krebs wieder auf. Diesmal wurde sie mit einer neuen Methode anstatt der Alkoholinjektionsmethode (ähnlich dem Prinzip des Mikrowellenherdes) behandelt. Alles schien besser zu werden, doch im Januar 1998 brach der Krebs erneut aus. Das ließ in mir den Gedanken reifen, dass ein Mensch, der einmal von Leberkrebs befallen wurde, sein ganzes Leben EM-X weiternehmen müsste. Ich möchte einen weiteren klinischen Fall mit Hepatitis B schildern. Frau *Sariko Akai* (41 Jahre alt) nahm zwei Jahre EM-X, ohne dass sich eine Besserung der GOT/GPT-Werte einstellte. Diese Feststellung sollte uns zu denken geben. In ihrem Fall lag die anfängliche Dosis bei zweimal täglich 10 ml; nach einer Woche zweimal täglich 20 ml, dann nach einer weiteren Woche zweimal 30 ml und als das auch nicht zum Erfolg führte auf dreimal täglich 40 ml, insgesamt also 120 ml. Auch das brachte nichts. Nachdem sich der erhoffte Erfolg nicht eingestellt hatte, waren wir auf Infusionen umgestiegen. Nach einer Weile klagte die Patientin über Müdigkeit und Frösteln am ganzen Körper. Infusionen schienen also auch nicht der Weisheit letzter Schluss zu sein. Es gelang uns einfach nicht, direkt auf die Hepatitis-Erkrankung einzuwirken.

Nach Professor Higa gibt es Berichte aus dem Ausland, wo das Virus besiegt werden konnte. Dazu ist eine Substanz mit breiter Wirkung nötig, die ihre Zeit braucht, so wie es in der Kanpo-Medizin der Fall ist.

Bei Hepatits B besteht nur eine geringe Tendenz zur Leberzirrhose. Krebs scheint sich jedoch plötzlich unter Umgehung dieser Zwischenstufe bilden zu können. Darin könnte man den Unterschied zu Typ C sehen. Deswegen sollten gleich nach Auftreten von Hepatitis B vorbeugende Injektionen gegeben werden.

Langfristig gesehen wird die Problematik von Hepatitis B gelöst werden können. Es bleiben aber immer noch die Fälle der bereits Infizierten. In jüngster Zeit ist eine Behandlung mit Steroidentzug mit folgender Interferongabe ins Blickfeld gerückt. Sie soll bei Personen mit ausgesprochen eingeschränkter Leberfunktion wirksam sein. Die Steroide, die eigentlich zur Eindämmung der Entzündungsherde bei chronischen Leberentzündungen dienen, werden dabei eine Zeitlang abgesetzt, damit der Körper wieder seine eigenen Immunkräfte entwickeln kann. Da Steroide immuneinschränkende Wirkung besitzen, wird bei einer Einnahme im Körper der Widerstand gegen die Viren verschwinden und die Symptome werden milder. Von Seiten der Viren wird die Reaktivierung verstärkt. Setzt man nun einmal die Steroide ab, wird der Kampf heftig, wobei die Viren inaktiviert werden können. Letzten Endes werden so die Kräfte zum Angriff konzentriert. Mit Zugabe von Interferon lassen sich dabei die körpereigenen Widerstandskräfte insgesamt enorm steigern.

Sollte man auf die Steroide mit ihrem faustschlagähnlichen Einsatz verzichten wollen, kann man auch EM-X mit seiner starken Antoxidationskraft einsetzen, um den aktivierten Sauerstoff zu vernichten. In dieser Weise muss die Wirkung von EM-X bei Hepatitis gesehen werden.

Bei Typ C und Leberkrebs gilt Interferon als besonders wirksam, die Nebenwirkungen sind aber bedenklich. Gerade bei Verwendung von kombinierten Wirkstoffen sind Nebenwirkungen vorprogrammiert.

Interferon und Interleukin sind körpereigen produzierte Substanzen. Jedes von außen zugeführte Hormonmittel bringt starke Nebenwirkungen mit sich, die im Körper selbst produzierten hingegen nicht. Daher sollte man den Körper dazu bringen, diese Stoffe selbst zu erzeugen, um sich wegen eventueller Nebenwirkungen keine Sorgen machen zu müssen. Hierin zeigt sich wieder die Stärke von EM-X.

Da EM-X zudem mit seiner Antioxidationskraft die Schäden des aktivierten Sauerstoffs beseitigt, kann der Körper seine ureigenen Immunkräfte entfalten, wodurch auch die körpereigene Produktion von Interferon und Interleukin angekurbelt wird.

Die Wirkung von EM-X bei Krebs, Zuckerkrankheit und Rheuma besteht in der Verbesserung des Allgemeinzustandes. Man sollte sich stets vergegenwärtigen, dass letztlich die Ursache einer Krankheit aktivierter Sauerstoff ist.

EM-X mit seiner überragenden Antioxidationskraft wirkt ganzheitlich auf den Menschen, aber auch sowohl auf das kranke Organ als auch auf die spezifische Krankheit. Mit anderen Worten, EM-X hat die Kraft die festgefahrene Situation der modernen Medizin, die in die Falle der Krankheitsklassifizierung und Organspezifität getappt ist, offenzulegen.

EM-X als Waffe gegen Viren und bakterielle Mikroorganismen

Die moderne Medizin trägt zur Zeit einen heftigen Kampf gegen Viren und verschiedene bakterielle Mikroorganismen aus. Wie jeder weiß, hat sie dabei Siege errungen. Aber die Mikroorganismen, die bereits lange vor der Entstehung des Menschen diesen Erdball besiedelten, werden ihre Widerstandskraft noch unter Beweis stellen.

Als in den Vierziger Jahren des vergangenen Jahrhunderts mit Penizillin die Verursacher der Lungenentzündung angegriffen werden konnten, wurde dieser Wirkstoff als Retter der Menschheit gefeiert. Heute gibt es jedoch resistente Bakterienstämme zuhauf. Früher hieß es, mit dem Antituberkulosemittel Streptomycin sollte die Krankheit bald verschwunden sein. Heute ist die Tuberkulose wieder auf dem Vormarsch. Genauso ist das bei vielen anderen Bakterienstämmen. Glaubt die Menschheit, einmal einen Sieg errungen zu haben, muss sie schon kurz darauf eingestehen, dass der Kampf weitergeht.

In jüngster Zeit ist mit Krankenhausinfektionen durch resistente Stämme von MRSA ein neuer Feind aufgetaucht. Seitdem sie 1961 in England zum ersten Mal auftraten, hat sich die Infektionskrankheit auf der ganzen Welt verbreitet. Wie alle Mikroorganismen besitzt auch dieser Typ eine starke Überlebenskraft. Angesichts der Mobilität der Weltbevölkerung und des globalen Austausches ist es kein Wunder, dass wir es immer irgendwo mit solchen »Überlebenskünstlern« zu tun haben. Die Menschheit konnte ihnen bisher noch kein endgültiges Halt gebieten. So sind wir nun gezwungen, diesen Krankheitserregern mit Antibiotika zu begegnen, wobei diese schon Abwehrstrategien gegen Antibiotika entwickelt haben. Im Folgenden möchte ich erklären, wie wir diesem Kampf mit Hilfe von EM-X doch noch ein siegreiches Ende setzen können.

EM-X ist aus EM-1 enstanden und beseitigt somit die Auswirkungen des Erregers, also das vermehrte Auftreten des aktivierten Sauerstoffs, jedoch nicht diesen selbst. Weil keine Resistenzkräfte entwickelt werden, der Gegner also nicht vernichtet, sondern nur seine Schäden verhindert werden, besteht die Hoffnung, dass die Menschheit zu guter Letzt obsiegen wird.

Die gegenwärtige Problematik mit resistenten MRSA-Erregern als Infektionskrankheit des Krankenhausbereichs kann nur mit Hilfe von EM-X und gründlicher Hygiene gelöst werden. Daher wird in letzter Zeit der Vorbeugung verstärkte Beachtung geschenkt, sodass bei uns fast keine MRSA-Kranken zu beklagen sind. EM-X wird mit Wasser vermischt in einem Ultraschallwellenzerstäuber versprüht.

Resistente MRSA-Erreger sind als ubiquitäre (allgegenwärtige) Erreger oft in unserem Körper und in unserer Umgebung vorhanden. Bei gesunden Menschen verursachen sie keine Schäden. Aber bei einem durch eine Operation geschwächten Körper und bei bettlägerigen Patienten kann es zu lebensbedrohenden Situationen kommen.

Im Folgenden möchte ich die klinische Behandlung mit EM-X bei einer 88-jährigen Patientin zeigen:

21.07.95 Einlieferung mit Bronchialasthma, Angina pectoris, verbunden mit multiplen Hirninfarkten; ihr Zustand besserte sich soweit, dass ihre Entlassung vorbereitet wurde. Nach dem Auftreten von Fieber wurde die Entlassung aufgeschoben. Einnahme von Antibiotika nach wiederholten Infektionen der Harnröhre und der Atmungsorgane.

1.12. Untersuchung des Auswurfs auf MRSA (+ 3); am folgenden Tag Urin-Analyse (+1). Umstellung auf intravenöse Antibiotika-Gaben, ohne Besserung.

16.12.	Beginn der Zugabe von EM-X. Täglich zweimal 10 ml
19.12.	Erhöhung auf 20 ml
21.12.	Absetzen der Antibiotika.
22.12.	Erhöhung auf 30 ml
27.12.	50 ml, drei Wochen lang.
06.01.96	Urinuntersuchung mit weniger MRSA.
07.01.	Einnahme von EM-X beendet.

EM-X auch gegen Aids?

Die moderne Medizin verfügt über eine Reihe von Diagnosegeräten, mit denen sie die Kanpo-Medizin bei weitem übertrifft. Aber in der Therapie, zum Beispiel bei Viruserkrankungen, kann noch lange nicht alles geheilt werden. Vieles ist noch nicht geklärt. Nicht einmal gegen Grippe hat man etwas Effektives gefunden.

Aber auch die auf Ganzheitlichkeit abzielende Kanpo-Heilmethode hat keine zufriedenstellenden Lösungen anzubieten. In diesem Sinne sind die Viruserkrankungen in dem vom Menschen errichteten Therapiegebäude ein Schwachpunkt.

Unter den gegebenen Umständen ist EM-X eines der wenigen effektiv wirksamen Präparate, die diese Lücke zwischen westlicher und östlicher Medizin schließen kann. Darin liegt sein hoher Wert, wovon ich fest überzeugt bin.

Ich bekomme zum Beispiel recht häufig von Patienten zu hören, dass sie dank EM-X keinen Schnupfen mehr bekämen. Klinische Fälle von Erkältungen mit EM-X-Behandlung gibt es aber noch nicht. Da jedoch Erkältung eine Viruserkrankung ist, ist unbestreitbar, dass die Wirkung von EM-X auch Viren erfassen muss.

An dieser Stelle möchte ich einer großen Hoffnung Ausdruck geben, über die ich bisher noch nicht gesprochen habe. Ich bin der Meinung, dass EM-X auch bei der Behandlung von Aids eine hohe Bedeutung bekommen kann. Den Grund dafür habe ich bereits im Abschnitt über MRSA genannt.

Ubiquitäre Erreger, die im Körper eines normalen, gesunden Menschen ständig vorhanden sind und dort keine Krankheit auslösen, entwickeln sich in, beispielsweise durch Operation geschwächten Körper zu einer lebensbedrohlichen MRSA-Infektion. Der Körper eines Kranken verfügt nur über verminderte Widerstandskraft.

Wenn nun EM-X dadurch wirkt, dass es die Widerstandskräfte stärkt, müsste es auch gleichermaßen bei Aids wirksam sein. Das ist nicht nur meine Vermutung. In Thailand und Indien wird EM-X bereits intravenös und als Infusion gegeben, wie schon weiter oben berichtet. Mir liegen Berichte vor, dass dadurch Krebskranken im Endstadium, Aids-Patienten und Drogenabhängigen geholfen werden konnte. Bei EM-X gibt es noch immer viele Bereiche, die wir nicht völlig verstehen. Tatsache ist aber, dass EM-X wirkt. Wir klinischen Ärzte, Pathologen, Molekularbiologen und Physiker sollten in gemeinsamer Anstrengung nach allgemein akzeptierten Anwendungsmethoden suchen.

Die Hauptthesen des dritten Kapitels:

1. EM-X ist bei Diabetes mellitus wirksam. Es senkt zwar nicht entscheidend den Blutzuckergehalt, aber seine unübertroffene Antioxidationskraft verhindert Komplikationen und Nebenwirkungen.

2. EM-X wirkt sehr unterschiedlich. Seine langfristige Wirkung wird oftmals zunächst nicht bemerkt. Trotzdem bringt es gute Resultate hervor und sollte in jedem Fall bis zu den sichtbaren Erfolgen weiter genommen werden.

3. EM-X kompensiert die Abnahme des körpereigenen Antioxidans SOD.

4. An schmerzhaften Stellen wird aktivierter Sauerstoff in großen Mengen produziert. EM-X verringert mit seiner Antioxidationskraft den Schmerz.

5. Man sollte diese Schmerzen eher mit EM-X als mit Medikamenten angehen. Die Nebenwirkungen von Medikamenten setzen die Widerstandskräfte herab; EM-X hingegen steigert sie.

6. EM-X zeigt bei Erkrankungen des Zentralen Nervensystems Wirkung, ebenso bei Alzheimer und arterieller Demenz. Das Gehirn ist gegenüber Schädigungen durch aktivierten Sauerstoff sehr anfällig. EM-X regt die Gehirnzellen zu neuer Aktivität an.

7. EM-X kann eine psychisch beruhigende Wirkung ausüben. Tiere die EM-X erhalten haben, zeigen entspannte Gesichtszüge.

8. Bei atopischem Exzem bis zu allergischen Leiden ist EM-X erfolgreich.

9. Bei chronischen Leberentzündungen greift EM-X den Virus zwar nicht direkt an, es schützt aber den Körper vor Schädigungen und vermindert die Tendenz, dass aus einer Leberverhärtung Krebs wird.

10. Die bei Leberkrebs und Leberentzündungen wirksamen Präparate Interferon und Interleukin sind streng genommen körpereigene Hormonpräparate. EM-X fördert ihre körpereigene Produktion.

11. EM-X ist bei MRSA-Infektionen wirksam. Dies liegt an der Stärkung der Immunkräfte durch EM-X.

12. EM-X zeigt bei Viruserkrankungen Wirkungen, wo bisher weder die westliche noch die östliche Medizin wirksam helfen können. EM-X ist eines der wenigen Präparate ohne Nebenwirkungen.

EM-X zur Vorbeugung

Die wirksamste Waffe der vorbeugenden Medizin

Ich bin der Meinung, dass die vorbeugende Behandlung die Basis jeder medizinischen Tätigkeit sein muss. Prävention bedeutet Vermeidung einer zukünftigen Erkrankung. Allerdings kann der Arzt das nicht alleine vollbringen. Notwendig ist die bewusste Mithilfe des Einzelnen. Ebenso wichtig sind Bemühungen für eine Umwelt, die den Menschen ein Leben in Gesundheit ermöglicht.

Falls diese Faktoren nicht gegeben sind, wird eine präventiv tätige Medizin schwierig. Die derzeitig unvollkommenen Zustände haben zur Folge, dass die Zahl der Kranken steigt und sich so die Gesundheitskosten aufblähen. Was ist zu tun, um diesem Tatbestand ein Ende zu setzen? Für den vorbeugenden Krankheitsschutz haben wir keine überzeugendere Waffe als EM-X. Im folgenden Kapitel möchte ich Überlegungen anstellen, welcher Lebensstil nötig ist, um mit der Einnahme von EM-X ein gesundes Leben zu führen.

Bisher habe ich mich in diesem Buch auf die Frage konzentriert, welchen Nutzen EM-X für Kranke haben kann. Aber EM-X ist nicht speziell für Kranke. Mein eigentliches Ziel ist es, dass gesunde Menschen mit Hilfe von EM-X Krankheiten vorbeugen und weiter gesund bleiben können.

Ich selbst habe über Jahre hinweg zur Prävention von Krankheiten und zum Erhalt meiner Gesundheit regelmäßig EM-X getrunken. In meiner Umgebung ist die Zahl nicht kranker Nutzer von EM-X stetig gewachsen. Ausgehend von diesen Erfahrungen kann ich sagen, dass die kontinuierliche, tägliche Verwendung von EM-X folgende Resultate bringt:

1. Gesundheit (physisch und psychisch)
2. Stärke gegenüber Alkohol
3. Tiefer Schlaf
4. Bei verschiedensten Krankheiten Tendenz zu Besserung, gestärktes Immunsystem, Aktivierung körpereigener Heilkräfte
5. Nach Operationen und Krankheiten schnelle Wiederherstellung
6. Verbesserung bei vegetativer Dystonie
7. Vorbeugung gegenüber Krankheiten im Erwachsenenalter
8. Verlangsamung der Alterungsprozesse – straffere Haut, dunklere Haare.
9. Gehirnfunktion werden wiederbelebt (Besserung bei Demenz; Vorbeugung)

Allerdings ist die fortgesetzte Einnahme von EM-X erforderlich. Es gibt Menschen, bei denen sich der Effekt gleich nach Beginn der Einnahme einstellt, was unter Umständen dann von den betroffenen Personen kaum bemerkt wird. Bei gewohnheitsmäßigem Alkoholgenuss kommt es beispielsweise nach übermäßiger Alkoholzufuhr im geringerem Maße zu Verkaterung. Bei Menschen mit Schlafstörungen kommt es zum problemlosen Tiefschlaf. Das fällt den betreffenden Personen dann auf und wird auf EM-X zurückgeführt.

Oft werden die eigenen Anstrengungen zur Bewahrung der Gesundheit nachlässigt und viele Menschen vertrauen auf die Hilfe durch das Krankenhaus. Das gegenwärtige medizinische Behandlungssystem konzentriert sich aber zu sehr auf den bereits Erkrankten. Er fällt erst mit Eintritt der Krankheit auf. Selbst ein schlechter Wert bei einem Gesundheitscheck wird oft als Kleinigkeit abgetan. Gerade in der Phase des Noch-nicht-Krankseins sollten aber Maßnahmen ergriffen werden. Die wichtigste ist, EM-X zu trinken. Gesunde Menschen sollten zur Erhaltung ihrer Gesundheit täglich 10 bis 20 ml EM-X trinken. Danach sollten sie je nach körperlichem Zustand und Lebensstil die Menge entsprechend anpassen. Man kann auch mit kleineren Mengen beginnen, wobei die Wirkung von der eingenommenen Menge abhängig ist.

Möchte man die Wirkkraft von EM-X wirklich nur genießen, sollte man am besten mit kleinen Mengen anfangen und je nach Stärke des Wunsches die Einnahme lange fortsetzen. Die Wirkung ist von der eingenommenen Menge abhängig.

Je größer die Menge, desto größer die Wirkung. Viele Krebskranke, die EM-X in großen Mengen trinken, verlieren Hautflecken und Falten, ihr graues Haar dunkelt nach usw.

Krebspatienten nehmen mit einer täglichen Menge von 200 ml etwa das Zehnfache des gesunden Menschen zu sich. Da Krebszellen unerhörte Mengen aktivierten Sauerstoffs produzieren, bliebe EM-X in kleineren Mengen ohne Wirkung. Bei diesem hohen Quantum zeigt sich als Zugabe der erwähnte »Verjüngungseffekt«.

Das beste Beispiel hierfür habe ich im 1. Kapitel beschrieben. Bei der 86-jährigen Dame verschwand nicht nur der Krebs, ihr wurde im CT der Zustand ihrer Gehirnzellen als der einer 40-jährigen bescheinigt. Wenn bei einer Hochbetagten und zudem noch Krebskranken ein solcher fast unvorstellbarer Erfolg eintritt, wie muss dann erst der Verjüngungseffekt bei gesunden Menschen aussehen!

Ich persönlich habe erst im reifen Alter von 60 Jahren angefangen EM-X zu trinken. Wie bereits erwähnt, hat sich mein Schlafbedürfnis auf vier bis fünf Stunden eingependelt. Ich fühle mich ausgeglichen, Körper und Geist stecken voller Reserven. Ich habe das Gefühl, vierzig Jahre alt zu sein. Meine tägliche Durchschnittsmenge ist, wie schon gesagt, 30 ml. Handelt es sich um einen gesunden Menschen, der nicht krank werden will, muss zur Bestimmung der Menge das Alter in Betracht gezogen werden.

Stimmt es, dass der Effekt bei gesunden Menschen größer ist? Will man kurzfristig einen bestimmten Verjüngungseffekt erreichen, empfiehlt es sich, viel EM-X zu trinken. Geht es erst einmal um die Gesundheit, sind 10 bis 20 Milliliter genug. Der Verjüngungserfolg kommt mit der Zeit, falls keine Krankheiten vorliegen.

Ich möchte selbstverständlich den Leser vor der Meinung warnen, dass man sich alles erlauben kann, wenn man nur EM-X trinkt. Auch wenn man viel davon einnimmt, könnte es leicht passieren, dass die Menge des durch Lebensstil beziehungsweise äußere Umstände erzeugten aktivierten Sauerstoffs riesengroß wird.

Wollen wir wirklich bei EM-X auf „Nummer Sicher" gehen, sollte auf einige Punkte besonderes Augenmerk gelegt werden. Richtig angewendet steigt die Wirkung von EM-X beträchtlich, und man kann ohne größere Sorge vor einer Krankheit ein angenehmes Leben führen.

Nehmen Sie mehr hochwertiges Eiweiß zu sich

Große Aufmerksamkeit sollte im Zusammenhang mit EM-X auf die Ernährung gelegt werden. Alle unverzichtbaren Nährstoffe sind gleichermaßen wichtig, aber die Qualitätsfrage ist bei Eiweiß besonders relevant. Denn im Gegensatz zu anderen Nährstoffen kann es zur Bildung von »bösen« Aminosäuren kommen, die im Körper Schaden anrichten. Da das Molekulargewicht von Eiweiß hoch ist, wird es im Körper in Aminosäuren zerlegt.

Es gibt 20 Arten von Aminosäuren, wovon der Körper acht nicht bilden kann. Diese müssen von außen zugeführt werden. Diese Komponente der notwendigen Aminosäuren ist das Problem. Sind diese acht Aminosäuren in der richtigen Menge vorhanden, wird unverzüglich das benötigte Eiweiß hergestellt. Stimmt das Gleichgewicht nicht, entsteht unbrauchbares Eiweiß.

Eiweiß ist das Baumaterial des Körpers. Außerdem bestehen Hormone, Gene und die krankheitsbekämpfenden Immunzellen aus Eiweiß. Fehlt einer dieser Baustoffe, muss man befürchten, dass die Widerstandskraft gegenüber Krankheiten nicht ausreicht.

Nehmen wir zum Beispiel das Gen P 53. Es produziert Suppressionseiweiß (Unterdrückungseiweiß) zur Verhinderung von Krebs. Ohne Baustoffe kann es nicht produziert werden. Die Folgen sind fehlende Abwehrmaßnahmen gegenüber Krebs. Mangelndes Eiweiß bedeutet also nachlassende Gesundheit. Für die Gesundheit ist die Aufnahme von hochwertigem Eiweiß guter Qualität unentbehrlich. Was ist aber nun »hochwertiges« Eiweiß? Bei Eiweiß gibt es eine so genannte Proteinpunktzahl, wonach die Rangliste nach Gütegrad des Eiweißes (gute Aminosäurebildung) in Lebensmitteln aufgestellt wird. Unter allen Lebensmitteln hat das Ei mit einer Proteinpunktzahl von 100 das beste Ergebnis. Es ist perfekt bei der Bildung reiner Aminosäuren.

In der folgenden Aufstellung ist der durchschnittliche Wert in den einzelnen Lebensmitteln wie Fisch, Fleisch, Getreide usw. aufgezeigt. Daraus können Sie entnehmen, was gutes Eiweiß enthält und dementsprechend in Ihren Essgewohnheiten verfahren.

Die nächste Frage ist, in welchen Mengen die einzelnen Nahrungsmittel gegessen werden sollten. Ein Mensch braucht pro Tag etwa 1/1000 seines

Proteinanteil (Eiweiß) in mg pro 100 g

Getreide
Brot	44
Udon (japanische Nudeln)	41
Chinesische Nudeln (roh)	38
Soba (Buchweizennudeln, roh)	65

Kartoffelarten
Süßkartoffel (roh)	88
Kartoffel (roh)	68

Körner
Sesam (trocken)	50

Bohnen
Tofu	82
Natto (gegorene Sojabohnen)	84
Miso (fermentierte Sojabohnenpaste)	82

Früchte
Erdbeere	66
Kiwi	82
Banane	66

Meeresfrüchte
Sardine (roh)	100
Makrele (*Scomber japonicus*, roh)	100
Makrele (*Colalabis saira*, roh)	100
Thunfischfilet	100
Muscheln (*Cotbicula japonica*, roh)	95
Thunfisch (roh)	71
Steingarnele (*Penaeus japonicus*, roh)	74

Fleisch
Lendensteak ohne Fett, jap. Rind	100
Rinderlendensteak mit Fett	76
Hühnchenbrust ohne Haut	100
Hühnchenschenkel ohne Haut	100
Schweinelendchen ohne Fett	100
Schweinelendchen mit Fett	68
Schinken	100

Milch
Kuhmilch (roh)	100

Eier
Hühnerei (ganz, roh)	100

Gemüse
Kohl (roh)	50
Gurke (roh)	56
Tomate	48
Porree (Lauch)	68
Paprika	68
Sojabohnensprossen	77

Pilze
Shiitake	73

Algen, Gewürze, Fertigware
Nori (Algenart)	91
Riesenblättertang für Suppen	100
Sojasauce	22
Gyoza (chin. gefüllte Teigtasche)	76

Körpergewichts an Eiweißen. Das sind bei einem Körpergewicht von 60 kg etwa 60 g pro Tag. In einem Ei sind ungefähr 6 bis 7 gr Eiweiß enthalten. Man müsste täglich zehn Eier essen, um auf die notwendige Menge zu kommen. Das wäre jedoch nicht empfehlenswert und in der Realität schwer durchzuhalten.

In verschiedensten Lebensmitteln sind die unverzichtbaren Nährstoffe enthalten. Würde man nun auf ein spezifisches Produkt bestehen, bräche die Nahrungsbalance zusammen. Statt dessen sollte man soweit wie möglich verschiedene Lebensmittel essen, möglichst viele mit einem hohen Gehalt an essenziellen Eiweißen.

Neben Eiern hat auch Schweinefleisch einen hohen Eiweißanteil. Daneben sind Fische wie die Makrele zu empfehlen. Damit läuft man nicht so leicht Gefahr, an Eiweißmangel zu leiden. Die Menschen auf Okinawa haben innerhalb Japans die höchste Lebenserwartung und sie essen viel Schweinefleisch. Da muss ein Zusammenhang bestehen.

Zu Fleisch gehört Fett. Deshalb nehmen viele Menschen mit dem Eiweiß zu viel Fett zu sich. So ist es gut, dass die traditionelle Küche auf Okinawa das Fett beseitigt, während anderorts übermäßiger Fleischgenuss zu einem Problem geworden ist.

Um beim tagtäglichen Speiseplan die nötige Eiweißmenge zu erhalten, sollte man stets Eier ins Essen integrieren. Spätestens an diesem Punkt wird aber auf die Problematik des Cholesterins hingewiesen werden. Der »Cholesterin-Mythos« ist weit verbreitet. Cholesterin ist eine im Eidotter reichlich vorhandene Fettart. Da bei einem erhöhten Cholesterinwert die Blutbahnen verstopfen und Kreislauferkrankungen entstehen, ist es in Verruf geraten.

Cholesterin ist ein Baustoff für Zellmembranen, die sich ohne Cholesterol viel zu dünn ausbilden würden. Man kann keineswegs davon reden, dass die Senkung des Cholesterinspiegels gefahrlos wäre.

Angefangen hat alles mit russischen Forschern, die Hasen Eier zu fressen gaben und danach die Veränderungen des Cholesterinwertes messen wollten. Sie stellten einen erhöhten Wert fest. Ist es aber sinnvoll Eier an Pflanzenfresser zu verfüttern?

In jüngster Zeit hat man mehreren 100 Menschen täglich zehn Eier zu essen gegeben, um anschließend ihren Cholesterinwert zu messen. Dieser war nicht gestiegen. Eine verblüffende Entdeckung. Zehn Eier zu essen ist kalorienmäßig übertrieben, aber es wäre der Gipfel der Dummheit, sich Sorgen zu machen, nur weil man zu viele Eier gegessen hat.

Gerade ältere Menschen essen zu wenig lang vorhaltende Lebensmittel wie

Fleisch, Fisch, Fett und Eiweiß. So geraten sie allzu leicht in eine Eiweiß-mangelsituation. Das ist einer der Hauptgründe für Erkrankungen von alten Menschen.

Eier sind als Aminosäurebildner die wertvollsten Eiweißlieferanten. Zudem sind sie billig, und man kann sie auf vielerlei Weise zubereiten. Daneben tragen sie in großem Maße zur Gesundheitsvorsorge und zum Schutz vor Krankheiten bei. Essen Sie täglich drei Eier und zerbrechen Sie sich nicht den Kopf wegen des Cholesterins.

Vitamine und Mineralstoffe

Ich schlage außerdem vor, dass man neben Eiweiß bewusst Mineralien und Vitamine zu sich nimmt. Im Körper kommen etwa 100.000 Eiweißarten vor. Mineralien und Vitamine werden als Katalysatoren beim Umbauprozess von Eiweiß zu Aminosäuren aktiv und sind daher lebensnotwendig.

Es gibt verschiedene Arten von Vitaminen. Die Ernährungswissenschaft lehrt uns, dass wir jeden Tag von allem etwas brauchen. Wenn wir in unserer Ernährung Abwechslung lieben, ist das sehr gut. Anhand der Verbrauchsta-bellen Japans erkennen wir, dass sich seit Beginn der Showa-Zeit (1926) nicht viel geändert hat. Bis vor kurzem wurden manche Vitamine wie etwa das Vitamin E nicht als lebensnotwendig aufgelistet.

Nach heutiger Erkenntnis sind die verzehrten Mengen zu gering. Aber was nun wirklich notwendig ist, das ist nicht bekannt. Vitamindefizite sind für Mangelerscheinungen im Körper verantwortlich. Noch ist allerdings nicht klar, wie viel Vitamine man zu sich nehmen muss, damit sie als Katalysato-ren tatsächlich funktionieren.

In medizinischen Kreisen Amerikas herrscht die Ansicht vor, es sei besser, zuviel als zu wenig zu nehmen. In Japan liegt zum Beispiel, wie schon wei-ter oben beschrieben, der tägliche Bedarf an Vitamin C bei 50 mg pro Person. Das verhindert zwar Skorbut, aber zur Förderung der Gesundheit reicht es nicht aus. Ich gebe Kranken in meinem Krankenhaus täglich 2 g, das vier-zigfache der notwendigen Menge. Amerikanische Ärzte geben ebenso viel. Zumindest bei Vitamin C sind sie der Meinung, dass es da kein Zuviel geben kann. Bei zahlreichen anderen notwendigen Vitaminen sind 2 g in Ordnung. Daneben gibt es synthetische Vitamine, die aber nicht immer sehr wirksam sind. Bei synthetischem Vitamin A stellt sich die Wirkung verzögert ein, ebenso bei Vitamin E. Bei beiden fettlöslichen Vitaminen ist besonders beim Vitamin E ein synthetischer Ursprung schädlich. Aber die (japanischen) Krankenkassen können nur für synthetische Vitamine aufkommen. Wir haben in Japan leider die Tendenz Vitamine zu unterschätzen. Vitamin A und E sollte man eher in natürlicher Form zu sich nehmen, als sie sich vom Arzt verschreiben zu lassen.

Bei fettlöslichen Vitaminen besteht die Befürchtung des Hypervitaminismus. Für einen erwachsenen Mann beträgt die notwendige Menge an Vitamin A 2.000 IE (Internationale Einheiten). Trinkt man die zehnfache Menge von 20.000 IE, schadet es auch nicht; es sollte nur nicht auf die Spitze getrieben werden. Bei Vitamin E gibt es keine festgelegte Menge. Zielmenge sind hier 10 mg pro Tag. Unter den natürlichen Vitaminen hat Vitamin E die stärkste Antioxidationskraft. Nach Auffassung des Gesundheitsministeriums wird in Japan diese Menge meistens erreicht, aber aus gesundheitlichen Überlegungen halte ich diese Menge für zu gering.

Ich habe bisher von keinem Fall gehört, wo durch eine zu hohe Dosis an Vitamin E Schaden verursacht wurde. Gilt hier je mehr, desto besser? In der Schule wird bereits über Vitamine unterrichtet, aber trotzdem müssen wir mit einer großen Dunkelziffer bei Erkrankungen durch Mangelerscheinungen rechnen. Hinzu kommt, dass der japanische Standard in Bezug auf die Zielmenge bei Vitaminen im internationalen Vergleich niedriger ist.

Überflüssige Mengen Vitamin C und B werden als wasserlösliche Stoffe über den Urin ausgeschieden.

Nun zu den Mineralien. Sie sind Katalysatoren, die nicht fehlen sollten. Gerade Amerikaner achten besonders aufmerksam auf den Konsum von Vitaminen und Mineralien. Daher nehmen sie nach dem Essen entsprechende Drinks ein. Nur in diesem Punkt sollten wir Japaner ihnen folgen. Das Viren und Krebs bekämpfende Interferon und das den Blutzuckerwert regulierende Insulin sind beides Eiweiße, und zu ihrer Produktion sind Vitamine und Mineralien unerlässlich. Das trifft auf die Synthese des SOD, das einen Scavenger für den aktivierten Sauerstoff darstellt, ebenfalls zu. Am besten werden Mineralien und Vitamine mit dem Essen aufgenommen. Essen Sie daher so viel verschiedene Speisen wie möglich.

Alkohol-und Zigarettenkonsum

Bei der Auflösung von Alkohol im Körper entsteht die giftige Substanz Acetaldehyd, die mit Hilfe von EM-X vernichtet werden kann. Man wird am nächsten Tag nicht so leicht einen »Kater« haben, da man mit EM-X der Leber die Arbeit erleichtert.

Fortwährender exzessiver Alkoholgenuss macht der Leber allerdings das Leben schwer. Die Wahrscheinlichkeit, dass aus einer alkoholbedingten

Leberentzündung Krebs entsteht, steigt. Mit der regelmäßigen Einnahme von EM-X kann dieses Risiko gesenkt werden. Aber trotz EM-X bleiben zu große Mengen Alkohol ein Problem. Man sollte die Grenze bei zwei Gläsern Sake (Reiswein) oder zwei Flaschen Bier setzen. Alles was darüber hinausgeht, fördert eine Fett- bzw. Alkoholleber.

Um ernste Schäden zu vermeiden, sollten gewohnheitsmäßige Alkoholkonsumenten einmal pro Woche, sozusagen als Ruhetag für die Leber, überhaupt keinen Alkohol trinken. Die Leber führt nämlich die Entgiftung bei Medikamenten und chemischen Substanzen durch. Alkohol drängt sich bei dieser Arbeit vor, was bei Menschen mit täglichem Alkoholkonsum zu vergiftenden Nebenwirkungen führt. Daneben besteht das Problem der Alkoholabhängigkeit. Davon spricht man bei Männern nach zehn Jahren, bei Frauen nach sechs Jahren übermäßigen Alkoholgenusses. Leider besteht die berechtigte Sorge, dass sich Menschen, die jegliches Gefühl für den Zusammenbruch ihres Körpers durch Alkohol verloren haben, nach Einnahme von EM-X wieder besser fühlen und nun wieder größere Mengen Alkohol trinken. Ich selbst bin dank EM-X sensibler gegenüber Alkohol geworden.

Insbesondere schwangere Frauen sollten größere Mengen Alkohol vermeiden. Die Rate der alkoholgeschädigten Neugeborenen mit Gehirnschäden, Deformationen, Entwicklungsstörungen und Ähnlichem steigt ständig an.

Ein weiteres Problem ist das Rauchen. Durch Rauchen entsteht Wasserstoffperoxid als eine Form des aktivierten Sauerstoffs. Wenn es mit der zur Entgiftung gebrauchten Wasserstoffperoxidlösung die Gene im Innern der Lungenzellen schädigt, entsteht Krebs. Lassen Sie daher das Rauchen sein!

Es muss im globalen Rahmen gegen Tabakgenuss vorgegangen werden. Übermäßiges Rauchen hat äußerst unangenehme Folgeschäden. Starke, abhängige Raucher sollten dann zumindest starke Antioxidanzien zu sich nehmen. Da das Rauchen außerdem viel Vitamin C verbraucht, muss auch dieses zusätzlich aufgenommen werden. Nötig sind 2.000 mg täglich über einen längeren Zeitraum. EM-X hilft auch dann, wenn das notwendige Vitamin C-Niveau nicht erreicht worden ist.

In jüngster Zeit empfehle ich Patienten meines Krankenhauses, die es einmal mit EM-X versuchen wollen, mehrere Vitamine gleichzeitig einzunehmen, da sich eine synergistische Wirkung einstellt. Die Vitamine C und E z.B. entwickeln eine langanhaltende Antioxidationskraft, die sie für sich allein genommen sonst nicht hätten. Nehmen Sie daher so viel wie möglich davon zusammen. Bei starkem Alkohol und Zigarettenkonsum muss neben EM-X unbedingt Vitamin C und E eingenommen werden. Noch ein Wort an

Zigarettenraucher. Wenn Sie es nicht fertig bringen, ihr schädliches »Laster« aufzugeben, verspüren Sie jede Menge Stress und entwickeln Schuldgefühle. Gerade das verstärkt auch noch die Schäden von Tabak. Einen Trost kann ich Ihnen aber geben. Zigaretten haben auch etwas Gutes. Beim Rauchen wird durch die Nikotinwirkung der Kopf klar, weil das von den Blutgefäßen der Lunge ins Gehirn gelangte Nikotin die Freisetzung der Transmittersubstanz Azetylcholin beschleunigt.

Daher behaupten einige Forscher, Tabak habe eine Demenz aufhaltende Wirkung. Bevor Sie sich als Raucher mit dieser vagen Aussicht trösten, sollten sie daran denken, dass Rauchen aktivierten Sauerstoff fördert, auf Dauer die Gene angreift und das Lungenkrebsrisiko erhöht. Als Raucher sollte man reichlich Vitamin C und jeden Tag zehn ml EM-X zu sich nehmen. Kaufen Sie sich in der Apotheke gute Vitamin-C-Präparate, um auf 2.000 ml Vitamin C pro Tag zu kommen.

EM-X reinigt verschmutzte Seen und Flüsse

Für die Gesundheit des Menschen gibt es nichts Kostbareres als Wasser. Der Körper eines Kleinkindes besteht zu 80 Prozent aus Wasser, beim Erwachsenen sind es immerhin noch 65 Prozent. Verunreinigtes Wasser ist die Ursache dafür, warum Menschen nicht gesund bleiben können, denn beim Stoffwechsel tritt Wasser als Mittler auf. Von außen aufgenommene Nährstoffe werden im Wasser gelöst transportiert. Abfallstoffe werden über den Urin, Stuhl und Schweiß nach außen befördert. Fehlt Wasser, oder ist dieses schlecht, müssen im ganzen Körper Schäden entstehen.

In jüngster Zeit ist es um das Wasser besonders schlecht bestellt. Eine Untersuchung von sieben Brunnen in meiner Heimatstadt ergab, dass einer von ihnen einen Trichloräthylen-Wert von über 0.03 Prozent aufwies.

Diese Substanz wird zur Reinigung von Halbleitern und sonstigen Reinigungsprozessen verwendet. Das spezifische Gewicht ist relativ hoch, es dringt mit der Zeit immer tiefer in die Erde ein, vermischt sich mit dem Grundwasser und kommt als Brunnenwasser wieder nach oben. Es gilt als äußerst krebserregend. Daher musste der Brunnen geschlossen werden.

Es dauert sehr lange, bis Grundwasser durch natürliche Vorgänge sauber und trinkbar wird. Es kann 100, ja 1000 Jahre dauern, bis Oberflächenwasser oder Regen die verschiedenen Schichten durchlaufen hat, dabei gefiltert wird und als Grundwasser bzw. als Quellwasser zu Tage tritt.

Dieses über all die Jahre angesammelte Naturerbe der Menschheit wird durch Umweltzerstörung und Produktionsabfälle in unzähligen chemischen

Prozessen ganz einfach verdreckt. Niemand hat bis jetzt eine sichere Methode entwickelt, wie man durch verschmutztes Grundwasser ausgelöste Schäden vermeiden kann.

Das Chlor in unseren Wasserleitungen ist auch für die Gesundheit nicht gut. Es dient zur Desinfektionsmittel Abtötung von Mikroorganismen. Seine Wirkung besteht in einer übermäßigen Produktion von aktiviertem Sauerstoff. Die Gewohnheit, mit solch riesigen Mengen Chlor zu arbeiten, stammt noch aus der Nachkriegszeit, als die hygienischen Verhältnisse in Japan in der Tat sehr schlecht waren.

Dafür besteht heute zwar keine Notwendigkeit mehr; trotzdem ist Japan zum Land mit dem höchsten Chlorverbrauch geworden. Leider wird so das Wasser zum Trinken ungeeignet. Die Schädigungen durch Chlor müssen neu überdacht werden, damit neue, bessere Maßnahmen ergriffen werden können.

Diese Gefahren werden an amerikanischen Beispielen überaus deutlich. Während des Vietnamkrieges wurde an amerikanische Soldaten auf den Kriegsschauplätzen verschmutztes, nur mit Chlor gereinigtes Wasser ausgegeben. Viele Soldaten erkrankten an Intimaschädigungen der Aorta im Brustbereich. Bei gefallenen Soldaten ergab die Leichenöffnung (Autopsie) dieser jungen Kriegsopfer, dass der Zustand der Intima (glatte innere Gefäßschicht) der Aorta im Brustbereich denen eines alten Menschen entsprach. Daraus ist ersichtlich, welch immensen Schaden Chlor anrichten kann.

Noch heute wird in japanischen Schwimmbädern übermäßig viel Chlor verwendet. Deshalb sind diese Becken Quellen für aktivierten Sauerstoff. Für Menschen ab dem mittleren Alter ist nicht zu entscheiden, ob das Schwimmen in diesen Becken eher schadet als nützt.

Das Wasser von Schwimmbädern könnte aber auch durch EM gereinigt werden. Professor Higa schreibt, dass es möglich ist, Chlor durch EM zu ersetzen. Da die Gesetzeslage den Einsatz von Chlor zwingend vorschreibt, ist lediglich begonnen worden, EM-X-Keramik in die Wasserfilter zu integrieren, wodurch die negativen Auswirkungen von Chlor – nämlich Augen- und Hautreizungen und Allergien – weitgehend reduziert werden können.

In letzter Zeit ist die Verschmutzung von Quellen so stark geworden, dass der Einsatz von Chlor zur Sicherstellung der Trinkwasserversorgung der Haushalte unumgänglich wurde. In Gushikawa, in der Präfektur Okinawa, wird in der hauseigenen Kläranlage der Bibliothek jedoch EM eingesetzt, wodurch das Wasser wieder Trinkwasserqualität bekommt. Anhand dieses Beispiels ist bestens belegt, wie EM ohne Chlor Wasser reinigen kann. Aber die Gesetzeslage macht den Einsatz von Chlor zur Pflicht.

Warum reinigt EM das Wasser in Schwimmbecken? EM enthält Mikroorganismen, die aus einer Zeit stammen, als es auf der Erde noch keinen Sauerstoff gab. Unsere Abfälle und Abwässer sind ihre Nahrung, ihre Ausscheidungen dagegen Sauerstoff und Antioxidanzien.

Geben wir EM ins Wasser, fressen die Mikroorganismen unsere Abfälle mit Begeisterung und scheiden für uns nützliche Substanzen aus. So schlägt man zwei Fliegen mit einer Klappe.

Ausgehend von dieser Erfahrung werden verunreinigte Teiche und Bäche und schließlich Kläranlagen mit EM gereinigt. Mit zunehmender Ausbreitung von EM wird ein Zeitalter sauberer Flüsse und Seen, trinkbaren Quell- und Leitungswassers ohne Chlor näher rücken.

Auch mit EM-Keramik kann man Leitungswasser reinigen. Die Zahl der Wasserwerke, die EM-Keramik einsetzen, und der Haushalte, die daran angeschlossenen sind, ist in den letzten Jahren kontinuierlich gestiegen. Je mehr EM-Keramik verwendet wird, desto weniger droht Gefahr aus unseren Wasserleitungen.

Für unsere Gesundheit und als Nahrungsmittel hat Wasser eine große Bedeutung. Trinken Sie aber möglichst kein Wasser, das aus Kläranlagen kommt. Es setzt aktivierten Sauerstoff in großen Mengen frei.

Weshalb die Effizienz von EM in Entwicklungsländern größer ist

EM-1 und EM-X wird, wie schon erwähnt, in ein paar Dutzend Ländern der Erde angewendet, in Thailand und Indien häufig als Medizin. Wie bereits ebenfalls erwähnt, ist in diesen Ländern die Wirksamkeitsschwelle weitaus niedriger als in Japan. Nach Professor Higa braucht ein Inder nur ein Zehntel der Menge eines Japaners. Das liegt an der Antioxidationskraft, die bei Menschen dieser Länder noch weitaus höher ist.

Verglichen mit den so genannten Entwicklungsländern, ist es um unser Gesundheitssystem, die hygienischen Verhältnisse, die Nahrungsmittelsituation usw. weitaus besser bestellt. Leicht erklärbar ist aber auch, dass wir bezüglich der Antioxidations- und Immunkraft schlechter abschneiden, und die Umweltzerstörung weiter fortschreitet. Die Wahrscheinlichkeit, dass sich schädliche chemische Stoffe in zivilisatorisch fortschrittlicheren Ländern weiter verbreiten, ist sehr groß. Daher müssen wir darauf bedacht sein, unsere eigene Antioxidationskraft weiter zu steigern.

Aber wie sieht das konkret aus? Eine Möglichkeit ist die Einnahme von EM-X. Gleichzeitig müssen wir verstärkt auf unsere Lebensführung achten:

1. Regelmäßig dreimal täglich essen.
2. Aufhören wenn es am besten schmeckt, übermäßiges Essen vermeiden.
3. Gut ausbalancierte Nahrung zu sich nehmen.
4. Abwechslungsreich essen.
5. Nicht zwischen den Mahlzeiten oder nachts essen.
6. Langsam essen und gut kauen.
7. Nicht zu viele Kalorien zu sich nehmen.
8. Salzverbrauch (Na Cl) einschränken.
9. Grünes und helles Gemüse gut ausbalanciert zu sich nehmen.
10. Eiweiß sollte täglich in zwei Mahlzeiten enthalten sein.
11. Jeden Tag Milchprodukte, kleine Fische und Meeresalgen essen.
12. Faserreiche Kost essen.

So sollte der durchschnittliche Speiseplan für eine Krebsvorsorge aussehen. Damit können Sie außerdem Alterskrankheiten, Bluthochdruck, Diabetes und Herzinfarkt vorbeugen. Zusätzlich stärkt man damit die Antioxidationskräfte. Wenn man sich voll und ganz an diese Anweisungen hält, sind diese Ziele durchaus zu erreichen.

Man mache sich das dreimalige tägliche Essen zur Regel, um die Magen- und Darmtätigkeit zu regulieren. So nimmt man genügend Kalorien zu sich. Ein abwechslungsreicher Speiseplan hat zwei Vorteile: Man vermeidet einseitige Ernährungsweise und nimmt weniger schädliche Substanzen zu sich. Allerdings sind in vielen Lebensmitteln solche schädlichen Substanzen enthalten. Risikoverteilung ist aber mit der Auswahl der Nahrungsmittel möglich. Zwischenmahlzeiten, nachts essen und Kuchen zwischendurch, sind die Ursachen für zu viel Kalorien. Die Gewohnheit der Zwischenmahlzeit ist das Hauptübel für die Entstehung der Fettsucht. Ein weiterer Grund dafür ist die nicht verdaute Nachtmahlzeit. Die doppelte Gewohnheit von Zwischen- und Nachtmahlzeit bedeutet, dass man ein Zuviel an Fett kaum vermeiden kann. Das steigert jedoch das Krankheitsrisiko. Viele Frauen setzen übertriebene Hoffnungen auf Diäten, die jedoch für den Körper erhebliche Nachteile bringen. Essen Sie lieber langsam und kauen Sie gut. So wird die Nährstoffzufuhr im rechten Rahmen gehalten, und die Verdauungsorgane werden nicht überfordert. Kauen Sie gut. Das belebt ihre grauen Gehirnzellen und regt sie an. Zu viele Kalorien fördern nicht nur Fettleibigkeit, sondern auch aktivierten Sauerstoff. Er greift nicht nur die Gene an, sondern bildet durch die Verbindung mit ungesättigten Fettsäuren auch Lipidperoxid, sozusagen den Rost des Körpers. Setzt sich dieser Rost an den inneren Organen des Körpers fest, treten Funkti-

onsstörungen auf, was im Falle des Gehirns zu Demenz führt. Den Salzverbrauch (Na Cl) sollte man im Hinblick auf den Blutdruck einschränken. Zur
Vermeidung von Mineralstoff- und Vitaminmangel ist ausgewogenes Essen
mit vielen Gemüsearten nötig. Die Notwendigkeit, genügend Eiweiß zu
essen, leitet sich aus der Tatsache ab, dass alle körperaufbauenden Stoffe aus
Eiweiß produziert werden.

Milch und kleine Fische sind Kalziumlieferanten. Ein Mangel an Kalzium
führt dazu, dass der Körper den Knochen Kalzium entzieht, nicht verbrauchtes
Kalzium in den Blutstrom gerät und Arteriosklerose und Durchblutungsstörun-
gen bewirkt. Es kommt dann eher zu Kreislauferkrankungen des Erwachsenen-
alters. Mit ihrer Aufnahmefähigkeit binden Faserstoffe Gifte im Körper; der
Stoffwechsel wird angeregt und einige altersbedingte Krankheiten vermieden.

Wenn auf all diese Punkte gewissenhaft geachtet wird, kann ein über-
durchschnittlicher Antioxidationseffekt erzielt werden. Wird zusätzlich
EM-X getrunken, baut sich ein vollkommener Antioxidationsschutz auf.

Freude und Lachen richten den Körper auf
Die Gemütsverfassung ist zur Bewahrung der Antioxidationskräfte von größ-
ter Bedeutung. Unter starkem Stress produziert der Körper das Hormon Kortisol. Dieses Hormon tötet die immunbezogenen NK-Zellen ab und mindert
so die Widerstandsfähigkeit. Dagegen bringen Freude und Lachen dem
menschlichen Körper ein Mehr an aktiven NK-Zellen. *Dr. Nisabuo Itami* hat
bei Krebskranken die so genannte Lebenssinnmethode angewendet und
damit große Erfolge erzielt. Er ließ Krebskranke den Mont Blanc besteigen
und organisierte für sie einen aktiven Austausch mit Ausländern, die in der
gleichen Lebenssituation waren. Komödien und Sketche sollten Stress ver-
mindern, Immunkräfte und natürliche Widerstandskräfte stärken.

Das menschliche Hirn lässt sich in drei Bereiche – Verstandeshirn, Gefühlshirn, Vitalhirn – unterteilen. Es verbraucht für seine Tätigkeit eine große
Menge Sauerstoff; etwa 18 bis 20 Prozent des Gesamtverbrauchs des Körpers. Bei hohem Sauerstoffverbrauch geht auch die Produktion von aktiviertem Sauerstoff nach oben. Wenn man den Sauerstoffverbrauch im Gehirn genauer betrachtet, wird man finden, dass das Gefühls- und das Vitalhirn mehr
verbrauchen als das Verstandeshirn. Zur Lösung von Problemen und theoretischen Aufgabenstellungen braucht es nur wenig Sauerstoff. Aber bei Stress,
Ärger und Sorgen schnellt der Verbrauch nach oben.

Wenn es um das Thema »Gehirn« geht, ist oft von der rechten und linken
Gehirnhälfte die Rede. Beide stellen das Verstandeshirn dar, und zwar die

Großhirnrinde, die sich in eine linke und eine rechte Halbkugel teilt. Gewöhnlich sagt man, die linke Hälfte verwaltet das Sprechen, Rechnen und das logische Denken; die rechte ist der Sitz für das Kreative, das Künstlerische. Links der Verstand, rechts das Gefühl. Beide sind aber gleichermaßen wichtig. Welche Hälfte der Großhirnrinde auch bevorzugt gebraucht wird, ihr Sauerstoffverbrauch ist geringer als beim Vital - oder Gefühlshirn.

Aktiviert man aufgrund von Ärger das Gefühlshirn, wird nicht nur der Sauerstoffverbrauch vergrößert und aktivierter Sauerstoff produziert, sondern gleichzeitig erzeugt die Nebenniere Antistresshormone. Das wichtigste davon ist das Steroidhormon Kortisol. Weil die den Krebs bekämpfenden NK-Zellen Rezeptoren für das Kortisol sind, nehmen sie dieses auf und sterben dann ab. EM-X stärkt jedoch die Lebenskraft der NK-Zellen und vermindert so den von Steroiden angerichteten Schaden.

Steroide werden heute bei vielen Krankheiten wie beispielsweise Asthma, Rheuma, bei Polymyositis und entzündlichen Krankheiten verschrieben. Mir fallen auf Anhieb etwa hundert Krankheitsbezeichnungen ein, für die Steroide verschrieben werden.

Durch ihre Einnahme wird aber einer Schwächung der NK-Zellen und der Vermehrung von Krebszellen Vorschub geleistet. Außerdem treten eine Reihe Nebenwirkungen auf, die bei langfristiger Einnahme zur Gefahr werden können. Dabei sollten wir auch nicht die Förderung des Krebses als wichtigste Nebenwirkung übersehen. Bei Steroiden ist unbedingt parallel dazu EM-X einzunehmen.

Die Schädlichkeit von nicht in der Natur vorkommenden Substanzen
Als Arzt merke ich deutlich, wie sehr sich in den vergangenen Jahren Krankheiten und deren Verlauf geändert haben. In einem mir zuvor unbekannten Ausmaß hat Krebs bei Jugendlichen zugenommen. Pollen- und andere Allergien sind entstanden. Das alles gab es vor 20 Jahren in diesem Umfang noch nicht.

Die Geschichte der Menschheit ist eine Geschichte der Umweltzerstörung. Das begann schon in Urzeiten mit dem Ackerbau. In jüngster Zeit hat sich der Prozess noch beschleunigt und überfordert die natürliche Regenerationsfähigkeit. Das ist das zentrale Problem.

Insbesondere die Umweltverschmutzung ist widernatürlich und das Werk des Menschen. Vinylchlorid beispielsweise, der Grundstoff für Plastiktüten, lässt sich nicht auf natürlichem Wege auflösen. Zwar ist eine kompostierbare Plastiktüte auf den Markt gekommen, aber auch sie ist nicht vollkommen löslich.

Dioxin ist eine der schädlichsten Erblasten des 20. Jahrhunderts. Werden unnatürliche Dinge produziert, lassen sich diese nicht in den natürlichen Umweltkreislauf integrieren. In einer natürlichen Umwelt nehmen Pflanzen, die die von Mikroben im Boden zersetzten Stoffe als Nahrung wieder aufnehmen, keinen Schaden. Sie nehmen auch das Sonnenlicht auf und wachsen durch Photosynthese. Sie entnehmen der Luft Kohlendioxyd und scheiden Sauerstoff aus. Sie wiederum werden von den Landtieren und Insekten gefressen wie das Plankton von den Fischen. Tiere, Pflanzen und Fische aber nimmt der Mensch als Nahrung zu sich. Sterben Mensch und Tier, wird ihr toter Körper wiederum von Mikroorganismen zersetzt und in Nährstoffe umgewandelt. Diese nehmen die Pflanzen wieder auf – das ist der natürliche Kreislauf.

Bis vor kurzem gab es auf der Erde weder Vinylchlorid noch Pestizide. Erst in den letzten Jahrzehnten wurden sie in Unmengen produziert. Inzwischen existieren etwa eine 1.000.000 verschiedener unnatürlicher, chemischer Verbindungen. Und noch immer wird weiterentwickelt und produziert, obwohl es unmöglich ist, all diese Verbindungen auf ihre Unschädlichkeit hin zu überprüfen.

Bei diesen von Menschenhand geschaffenen Stoffen kann man unmöglich feststellen, ob sie schädlich sind oder nicht. Zumindest wird sicherlich ein Teil sehr schädlich sein. Was heute noch als sicher gilt, kann in 20, 30 Jahren ganz anders eingeschätzt werden. Wir Menschen haben uns da in eine äußerst vertrackte Lage gebracht. Besonders den Lebensmittelzusätzen kann man nicht aus dem Wege gehen. Konservierungsstoffe, Farbstoffe, Oxidationshemmer, Färbemittel, Treibmittel, Anti-Schimmelmittel und künstliche Aromastoffe werden zu Dutzenden bei der »Veredlung« der Lebensmittel eingesetzt.

Viele Wirkungszusammenhänge verstehen wir heute noch gar nicht. Es gibt zwar Sicherheitsstandards und Verwendungseinschränkungen für Stoffe, aber bei der massenhaften Produktion und Verwendung haben wir keine Möglichkeit, den Konsum dieser Produkte auf ein verträgliches Maß zu reduzieren.

In der letzten Zeit hat die Zahl der Lebensmittelallergien, für die wir Ärzte keine Erklärung haben, zugenommen. Auch besteht ein Zusammenhang mit veränderten Krankheitsbildern. Die genannten gefährlichen, schädlichen chemischen Substanzen sollten möglichst nicht in den Körper gelangen. Wenn doch, müssen sie auf dem schnellstmöglichen Weg wieder ausgeschieden werden. Daher ist es sehr wichtig, den Stoffwechsel entsprechend anzuregen.

Wichtig ist außerdem, die Dominanz der »nützlichen« Mikroorganismen im Darm zu stärken. Wie zuvor erwähnt, können wir die Darmbakterien in »nützliche« und »schädliche«, aufteilen. Überwiegen die nützlichen Darmbakterien, ist die Darmtätigkeit in Ordnung. Obsiegen die »schädlichen«, steht es um den Stoffwechsel des Körpers schlecht. Immer mehr Menschen greifen nun zu EM-1 in Verbindung mit EM-X, um ihre Darmflora zu unterstützen. Wie schon erwähnt, wird EM-X zum großen Teil im Magen absorbiert und gelangt nicht in den Darm. Gelangt es doch dorthin, ist – da es keine Mikroorganismen enthält– seine Regulierungsfunktion auf die Darmflora schwach. Daher nehmen immer mehr Menschen zusätzlich EM-1 ein.

EM-1 ist zu allererst ein Bodenverbesserer, den ich nicht im klinischen Bereich verwende. Professor Higa betont seine Bedeutung für beide Bereiche. Die Einnahme sollte sich auf möglichst geringe Mengen unter 5 ml beschränken. Selbst 1 ml sollte noch auf die Darmflora wirksam sein. An Stelle der direkten Einnahme empfehle ich, EM-behandelte landwirtschaftliche Produkte zu verzehren. Im japanischen Wako stellen sich immer mehr Bauernhöfe auf EM-Produktion um. Von dort beziehen wir unsere Produkte für die Krankenhausverpflegung und für unseren privaten Bedarf.

Mit EM-1 kultivierter Nahrung, mit Wasser, das mit EM-X Keramik behandelt wurde, und mit von EM-X gestärkter Immunkraft kommen Körper und Geist gesundheitlich ins Gleichgewicht. Bei solcher Lebensweise voller Antioxidationskraft kann man bis ins hohe Alter Krankheiten vermeiden.

EM-X Hilfe für die moderne Medizin

Vorbeugende (präventive) Medizin soll den Ausbruch von Krankheiten verhindern. Das war und ist mein Ziel bis heute. Aber es ist schwierig zu erreichen. Schon in jungen Jahren wurden mir die Grenzen der modernen Medizin deutlich bewusst. Daher studierte ich zusätzlich drei Jahre lang Kanpo-Medizin. So bin ich heute in der glücklichen Lage, Aspekte beider »Schulen« in meinen Therapiekonzepten zu verbinden.

In den letzten Jahren breitet sich immer ablehnendere Haltung gegenüber den modernen Therapien aus. Es gibt in der Kanpo-Medizin nichts Vergleichbares, das direkt auf einen Krankheitsherd einwirkt. Denn die westliche Medizin konzentriert sich immer stärker darauf, speziell das einzelne erkrankte Organ im menschlichen Körper zu heilen. Leider sind dadurch aber immer weniger Ärzte in der Lage, den ganzen Menschen mit seiner Krankheit zu erfassen.

Gerade das tut die Kanpo-Medizin. Sie begreift die Krankheit in ihrer ganzen Breite je nach der Situation des Kranken. Medizinisches Wissen kommt hierbei ohne spezifische Bezeichnungen der Krankheiten aus; dem entsprechend breit gefächert ist das Einwirkungsspektrum der angewendeten Mittel. Westliche Präparate sind auf einen bestimmten Krankheitsaspekt ausgerichtet. Ist es beispielsweise Krebs, muss Krebs bekämpft werden. Kanpo-Mittel hingegen sind eher unspezifische Präparate. Auch bei der Art der Diagnosestellung bestehen große Unterschiede. Nehmen wir beispielsweise das Pulsfühlen. Die westliche Medizin fühlt mit einer Hand, Kanpo mit zwei Händen und nach ganz anderen Kriterien. Entsprechend verschieden ist die Aussage. Wenn es um die Bauchdiagnose geht, wird der Unterschied noch größer. In der Kanpo-Medizin prüft man mit dem Handteller wo und ob Widerstand vorhanden ist.* Dies ist völlig unterschiedlich zur lokalen Diagnostik und Palpation (Abtasten) der westlichen Medizin im Bauchbereich.

Haben in der westlichen Medizin Ärzte ein bestimmtes Niveau erreicht und große Erfahrung gesammelt, werden sie in der Diagnose zum gleichen Ergebnis kommen. In der Kanpo-Medizin ist Raum für Begabung und Intuition. Mit dem Fortschreiten dieser Unterschiede in der Grundeinstellung hat sich die Kluft der beiden medizinischen Schulen noch vergrößert.

Die westliche Medizin hat mit, auf eine personenunabhängige, objektivierbare Diagnose abzielenden Diagnosevorrichtungen und Techniken wie – CT (Computer-Tomografie), Ultraschall, Endoskopie, MRI (engl.: Magnetic-Resonance-Imaging; deutsch: Kernspinresonanztomografie), PET (Positronen-Emissions-Computer-Tomografie) usw. zweifellos epochale Fortschritte erzielt. Hingegen hat die Kanpo-Medizin mit ihrer Orientierung an den Fähigkeiten des Diagnostikers keine grundlegend neue Methode entwickelt. Demzufolge wird die westliche Schule, in der mit Hochdruck an Neuerungen gearbeitet wird, stets als fortschrittlicher betrachtet. Mit meiner mehr als 10-jährigen Erfahrung als Arzt erkenne ich jedoch, wie auch viele Krankheiten mit westlicher Methodik nicht heilbar sind. Daher muss das Urteil über die Kanpo-Medizin und mehr noch über die ihren Ursprung bildende Ayurveda-Medizin (traditionelle indische Medizin), dass sie rückständig seien, revidiert werden.

Ich praktiziere beide Schulrichtungen. Um Präventivmedizin zu betreiben, konzentriere ich meine Aufmerksamkeit nicht nur auf bestimmte Krankheiten, sondern betrachte die auf den ganzen Körper abzielende holistische Medizin

---

* Die Bauchdiagnose gehört zum diagnostischen Rüstzeug einer Richtung der Kanpo-Medizin. In der TCM (Traditionellen Chinesischen Medizin) gibt es diese nicht.

als ebenso bedeutend. Diese Anschauung hat in letzter Zeit in medizinisch-therapeutischen Kreisen immer mehr Anhänger gefunden.

In der Praxis hat sich der Unterschied zwischen westlicher und Kanpo-Medizin nicht verringert. Selbst wenn man sich in der Phantasie ein Zuschütten des Grabens zwischen beiden Medizin-Richtungen ausmalen wollte: Weiterhin verlässt sich die eine Seite auf Operationen und Spezialpräperate, die andere auf Moxibustion*, Akupunktur und Kanpo-Mittel.

In der westlichen Medizin wird fachspezifisches Wissen verlangt, um eine spezifische Krankheit mit einem bestimmten Wirkstoff anzugehen, wobei es zu entsprechend großen Nebenwirkungen kommt. Die Kanpo-Medizin kennt ihre Rezepte auf Grund tausendjähriger Erfahrung mit dem menschlichen Körper. Wenn man gefragt wird:»Warum ist das wirksam?«, kann man darauf keine Antwort geben.

Neue Verfahren und Methoden sind notwendig, mit denen die Kluft zwischen westlicher und Kanpo-Medizin überbrückt werden kann. An diesem Punkt bin ich auf EM-X gestoßen. Im klinischen Bereich leistet es einen positiven Einfluss, und bei Gesunden hat es ebenfalls seine Vorzüge. Deshalb kämpfe ich dafür, dass EM-X die moderne Medizin aus der Sackgasse führt.

Alte Menschen und Kinder sollten öfters EM-X trinken
Nicht nur Kranke, sondern auch gesunde Menschen, die nicht krank werden wollen, werden in Zukunft EM-X aufgrund seiner großen, umfassenden Wirkung nehmen. Vor allem sollten alte Menschen EM-X zur Revitalisierung und Kleinkinder zur Krankheitsvorbeugung nehmen.

Im menschlichen Leben gibt es zwei Phasen, in denen man am leichtesten erkrankt: die frühe Kindheit und das Alter. Darum sollte man zuerst den Gesundheitszustand feststellen, um entsprechend im Krankheitsfall frühzeitig zu behandeln, bzw. im Anfangsstadium EM-X zu verordnen. So würde die Krankheitsrate erheblich reduziert werden können.

In der Altersmedizin macht die Bettlägerigkeit große Probleme. Ältere Menschen können gesund ein hohes Alter erreichen und friedlich sterben. Werden sie aber Mitte 60 bettlägerig, entsteht für den Kranken wie auch für die Familie eine schwierige Situation. Die medizinischen Kosten sind dann

---

* Brenntherapie mit Moxa (jap.: maogusa; *Artemisia vulgaris*, Beifuß); ist zusammen mit der Akupunktur wesentlicher Bestandteil der Nadel- und Brenntherapie (chin.: zhenjiu; sinojap.: shinkyu) der östl. Medizin. Hierbei werden auf einer oder mehreren Akupunkturpunkten getrocknete und pulverisierte Beifußblätter zu therapeutischen Zwecken abgebrannt.

enorm. Daher sollten eventuelle Krankheiten bei alten Menschen früh erkannt und eine gründliche Präventivmedizin betrieben werden, um nicht zu erkranken.

Die Ursachen für Bettlägerigkeit bei älteren Menschen sind vielfältig. Die häufigsten sind Schlaganfälle und Knochenbrüche. Daher haben wir in meiner Heimatstadt Wako zur Verhinderung von Knochenbrüchen ein Osteoporosezentrum eingerichtet. Männer und Frauen über 18 Jahre (!) lassen hier ihre Knochendichte überprüfen. Dazu wird ihnen eine Broschüre mit dem Titel »Alles über die Gesundheit Ihrer Knochen« ausgehändigt. Damit können sie eventuelle Veränderungen ihrer Knochen gezielt angehen und einer Osteoporose vorbeugen.

In der klinischen Altenbetreuung liegt ein weiteres Problem: die Errichtung von Gesundheitszentren. Nach dem Krieg hat sich auch in Japan die Familienstruktur drastisch verändert. Während früher zwei, drei Generationen zusammenlebten, ist dies nun die große Ausnahme, denn jede Generation lebt für sich allein. Für ältere Menschen muss für die Gesundheitsvorsorge alles außer Haus bereitgestellt werden. Im Krankheitsfall sind sie auf fremde Hilfe angewiesen. Diese Probleme sind bis jetzt nicht gelöst.

Auch in einem Zwei-Generationen-Haushalt ist im Krankheitsfall die Pflege durch eine Person nicht ausreichend. So sind Pflegeheime entstanden, deren Zahl jedoch bei weitem nicht den Bedarf deckt. Aus Platzmangel finden viele Menschen leider keine Aufnahme. Es ist deswegen schon zu tragischen Vorfällen gekommen. Gegenwärtig wird an der Lösung dieses Problems gearbeitet. »Altenpflegezentren« heißt die Antwort. Sie sind eine zeitweilige Überbrückungsstufe zwischen Krankenhaus und Wohnung. Dort werden aber keine Rehabilitationsmaßnahmen durchgeführt. Grundsätzlich werden die Patienten nach spätestens drei Monaten nach Hause entlassen. Diese Praxis enthebt natürlich das Gesundheitsministerium nicht seiner diesbezüglichen Aufgaben. Die durchschnittliche Aufenthaltsdauer beträgt 65 Tage. Aber nur 25 Prozent aller Alten können gesund in ihre Wohnung entlassen werden. Die Anzahl der Personen, die aus dem Krankenhaus entlassen aber kurz darauf wieder eingewiesen werden, liegt schon bei 30 Prozent. Der Zustand eines gebrechlich gewordenen Körpers lässt sich nur noch bedingt und vorübergehend bessern. Die Frage, was hier getan werden kann, hat also sowohl einen medizinischen, als auch einen politischen Aspekt. Für die medizinische Lösung des Problems bietet sich meiner Meinung nach ganz umfassend EM-X an.

Zur Vorbeugung sollte schon zwei- und dreijährigen Kindern EM-X gegeben werden. Die Stadt Wako gibt bei den Untersuchungen der Kleinkinder den Eltern entsprechende Erziehungstipps. Die Aufklärung der Eltern von Zweijährigen ist besonders wichtig, da die Gehirnfunktion eines Kleinkindes zu diesem Zeitpunkt schon fast ausgebildet ist. Was bis dahin an Gehirnschädigungen aufgetreten ist, kann im ganzen späteren Leben nicht mehr aufgeholt werden. Eine besondere Untersuchung muss daher dem Gehirn des Kleinkindes gelten.

Aus meiner klinischen Erfahrung weiß ich, dass EM-X am Gehirn sehr wirksam ist (siehe Seite 75). Falls das Gehirn des Kleinkindes keine Vorschädigungen hat, kann EM-X zur vollständigen Entwicklung positiv beitragen.

Ein Vergleich: Bringt man am Vorabend der Aussaat EM-1 oder EM-X auf dem Feld aus, gedeihen in einem durch Trockenheit, Hitze oder Kälte geprägten schlechten Umfeld die Pflanzen dennoch prächtig. Auch dem Menschen muss man solch einen guten Start zum richtigen Zeitpunkt ermöglichen. Meine Idee ist es, Kindern EM-X zu geben, bevor alle DNA-Funktionen ausgebildet sind. Verständlicherweise kann aber die Regierung für eine solche der Gesundheit der Kinder dienende Maßnahme aus praktischen Gründen nicht aufkommen.

Koexistenz zwischen Mensch und Natur durch EM-X
Der Leser hat sicherlich schon einmal das Wort »Entropie« gehört. Im Zusammenhang mit Umweltverschmutzung und chaotischem Umgang mit der Natur ist von »Zunahme der Entropie« die Rede. Das Gegenteil wäre eine »Verminderung der Entropie«.

Zunehmende Entropie bedeutet, den Weg in zunehmendes Chaos und Verfall zu gehen, bedeutet Temperatursteigerung, also Erwärmung der Erde und somit Klimaverschlechterung, bedeutet Oxidation. Verminderung der Entropie wäre Erhalt bzw. Wiederherstellung der natürlichen Ordnung. Im menschlichen Körper und in den natürlichen Abläufen findet immer ein Ausgleich statt. Die Verstärkung der Entropie bedeutet Zerstörung, die Verminderung hingegen Gedeihen und Aufbau.

Was bedeuten diese Vorgänge nun für das menschliche Leben? Im Laufe unseres Lebens vermehrt sich die Entropie. Es ist der Weg von der Geburt bis zum Tode. Die Ordnung im menschlichen Körper bewegt sich altersgemäß in Richtung Unordnung, Auflösung, Zerfall. Mit anderen Worten: Leben heißt immer, den Zustand zunehmender Entropie bewusst zu verlangsamen. Essen, Bewegung, Lernen – das alles mindert die Entropie. Ziel muss es also sein, die Entropie nicht ungebührlich anwachsen zu lassen. Essen und Trinken im Übermaß hat natürlich das gegenteilige Resultat zur Folge. Das gleiche gilt für die Menschheit insgesamt. Durch die Revolution der Produktionsmethoden meint der Mensch, alles sei machbar geworden und in Hülle und Fülle produzierbar. Die Menschheit hat in den letzten drei Jahrhunderten eine Kultur entwickelt, in der man nur Reichtum, Profit und Bequemlichkeit sucht. Für diese Art menschlicher Existenz werden die Ressourcen der Erde ausgebeutet, damit wird das Ökosystem in Unordnung gebracht und der eigene Untergang vorbereitet.

Die Medizin bildet da keine Ausnahme. Die Entwicklung der Antibiotika hat zur Rettung vieler Leben beigetragen. Sukzessive werden nun aber Krankheitskeime resistent und entwickeln sich zu noch stärkeren Keimen. Der Mensch ist dadurch gezwungen, noch drastischere Antibiotika zu entwickeln. Auch das verstehe ich unter Entropie. Während Medikamente Teile des menschlichen Körpers heilen können, fügen die Nebenwirkungen ihm als Ganzem neuen Schaden zu. Während die Krebsbekämpfung in großen Schritten vorwärts gegangen ist, »ist der vom Krebs geheilte Mensch gestorben«.

Das ist die Lebenssituation des Menschen. Die moderne Medizin leidet darunter, dass auch sie eine Verstärkung der Entropie verursacht. Solange sich Mensch und Krankheitserreger gegenüberstehen, wird ihr Kampf auf Leben und Tod weitergehen. Das Gleiche kann man auch von der Umwelt sagen. Der Mensch steht in Opposition zur Umwelt, entweder er zerstört sie, oder die Natur findet einen, um uns Menschen auf schnellstem Wege in die Entropiefalle zu locken. Für das Problem der Koexistenz von Mensch und Natur gibt es keine einfache Lösung. Wir Menschen müssen lernen, mit der Natur im Einvernehmen zu leben. Wir müssen planen und daran arbeiten, gemeinsam mit allen Lebewesen, inklusive der Mikroorganismen, auszukommen und die Zukunft zu gestalten. Koexistenz von Mensch und Natur ist die einzige Möglichkeit, das ökologische System der Erde zu bewahren. Damit verbunden ist auch der Schutz des Menschen vor Krankheiten. Und genau diese notwendigen Bedingungen erfüllen EM und EM-X.

Die Hauptthesen des vierten Kapitels

1. Die Basis jeder Medizin muss die Vorbeugung werden. Prävention heißt, der Entstehung einer Krankheit entgegenzuwirken.
2. Für die vorbeugende Medizin gibt es nichts Besseres als EM-X. Ein gesunder Mensch kann durch fortgesetzte Anwendung von EM-X Krankheiten vorbeugen und ein gesünderes Leben führen.
3. Bei täglicher Einnahme von EM-X erreicht man: Wohlbefinden, Stärke gegenüber dem Alkohol, ruhigen und tiefen Schlaf, Wiedergesundung

nach Krankheit, raschere Regeneration nach Operationen, Stärkung des vegetativen Nervensystems, Krankheitsvorbeugung, Aufhalten des Alterungsprozesses (Haut, Haare), Wiederherstellung der geistigen Leistungsfähigkeit.

4. Ein gesunder Mensch sollte zur Erhaltung seiner Gesundheit und Prävention jeden Tag 10 bis 20 ml EM-X zu sich nehmen.

5. Mit der Menge an EM-X steigt die Antioxidationskraft. Eine weitere Steigerung ist mit zusätzlichem Eiweiß und Vitaminen möglich.

6. Eiweiß ist Baustoff des Körpers und Rohstoff für Hormone, Gene, Immunzellen. Fehlt es an diesem Rohstoff, gehen im Falle einer Krankheit die Widerstandskräfte aus.

7. Das wirksamste in Lebensmitteln enthaltene Eiweiß (essenzielle Aminosäure) ist in Eiern enthalten.

8. Die täglich notwendige Eiweißmenge entspricht 1/1000 des Körpergewichts, das heißt durchschnittlich 50 bis 60 g (oder mehr).

9. Experimente beweisen: Selbst wenn wir täglich zehn Eier essen, würde der Cholesterinwert nicht steigen.

10. Vitamine üben für etwa 100.000 Eiweißarten im Körper eine Katalysatorfunktion aus.

11. Gegenwärtig nehmen wir viel zu wenig Vitamine zu uns. Wir brauchen uns aber keine Sorge über eventuelle nachteilige Folgen durch eine Überdosis an Vitaminen zu machen. Vielmehr sind zur Steigerung der Antioxidationskräfte viele Vitamine nötig.

12. Zur Steigerung der körpereigenen Antioxidationskräfte müssen wir unsere Essgewohnheiten im Auge behalten: dreimal täglich essen; aufhören, wenn es am besten schmeckt; auf ausgewogene Kost achten; möglichst viele verschiedene Lebensmittel essen; nicht zwischen den Mahlzeiten essen; langsam essen und gut kauen; nicht zu viele Kalorien zu sich nehmen; Kochsalzverbrauch einschränken; ausgewogene Salate und Gemüse essen; zweimal täglich eiweißhaltige Kost essen; jeden Tag Milch, kleine Fische und Meeresgemüsc essen; faserreiche Kost essen.

13. Die Gemütslage spielt bei der Antioxidationskraft eine große Rolle. Wenn man großen Stress verspürt, wird das Hormon Kortisol freigesetzt, das die Immunzellen (NK-Zellen) abtötet und somit die Immunkraft herabsetzt.

14. In Versuchen ist belegt, dass Freude und Lachen die NK-Zellen beleben.

15. »Wer seinen Kopf benutzt, verkalkt nicht.« Der Sauerstoffverbrauch des Verstandesgehirn ist im Vergleich zu den anderen Gehirnteilen geringer. Deshalb entsteht wenig aktivierter Sauerstoff.

Nachwort

Mit dem im Juni 1996 im japanischen Verlag Sogo Yunikomu veröffentlichten Be-
richt »Neues Leben schenken« ist EM-X
bekannt geworden. Dort wurden Beispiele
von klinischen Fällen vorgestellt. In der
Folge haben das Gesundheitsmagazin *Yu-
hobika* und andere populäre Fernsehsendun-
gen EM-X propagiert. Seitdem reißt bei mir
die große Zahl von Anfragen Schwerkran-
ker nicht mehr ab.

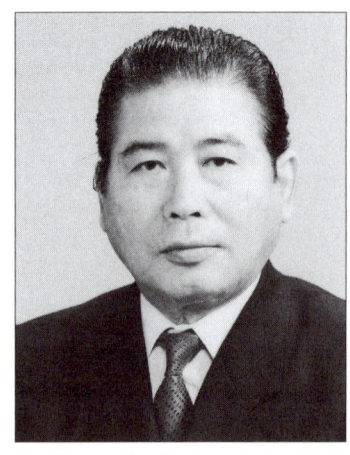

*Dr. Shigeru Tanaka, japanischer Medi-
ziner und Ex-Bürgermeister*

Da ich durch mein Amt als Bürgermeister
sehr beschäftigt war, konnte ich nur mit der
morgentlichen Telefonsprechstunde und
der Diagnosesprechstunde am Samstag beraten. Dadurch kenne ich noch
besser als früher klinische Fallbeispiele und die konkreten Krankheitsabläu-
fe. Außerdem konnte ich aus vielen tatsächlichen Fällen wertvolle Erkenntnisse für dieses Buch schöpfen.

Es stellt sich als recht schwierig heraus, eine neue wissenschaftliche Methode zu beschreiben. Professor Higas These von der Koexistenz aerober und
anaerober Mikroorganismen hat bisher noch nicht die Akzeptanz der wissen-
schaftlichen Welt gewonnen. Wann das der Fall sein wird, ist heute schwer
abzuschätzen. Die Situation erinnert mich stark an die von Professor *Kato
Genichi*, ein renommierter Physiologe der Keio-Universität. Er vertrat die
»Theorie der Nicht-Regression« der peripheren Nerven, die der »Regressi-
onstheorie« seines Doktorvaters diametral entgegenstand. Während sich in
Japan niemand für seine Arbeit interessierte, wurden jedoch bald darauf in
Schwedens Hauptstadt Stockholm Versuche durchgeführt, die seine These
bestätigten, was ihm schließlich die gebührende Anerkennung der Physiolo-
gen in aller Welt einbrachte. Sein Doktorvater musste schließlich seine Theorie revidieren.

Bis Professor Higas Theorie die Anerkennung der Fachwelt findet, kann
noch einige Zeit verstreichen. Jedoch gehen aus vielen Ländern bereits Berichte über vielfältige Erfolge mit EM-X ein. Meiner Meinung nach ist seine
Theorie sehr fundiert und schlüssig.

Ich habe drei Jahre lang bei dem Bakteriologen Professor *Takegiri Kitari*
Mikrobiologie und Bakteriologie studiert. Er war der Sohn des Tetanus-Ent-

deckers *Shibasaburo Kitari.* Takegiri Kitari war ein scharfsinniger, nach vorne schauender Gelehrter, der leider mit 34 Jahren allzu früh verstorben ist. Er hätte Professor Higas Theorie auf Anhieb verstanden. Neben Mikrobiologie habe ich bei Professor *Hayashi Takashi* Gehirnphysiologie studiert. Bei dieser Gelegenheit leitete ich eine Fachklinik für Gehirnchirurgie. Von daher erklären sich auch die vielen Beobachtungen physiologischer Funktionen in diesem Buch.

Für das beim Institut für Naturwissenschaftliche Forschung in Wako 1997 eröffnete Gehirnforschungszentrum sind insgesamt 100 Milliarden Yen ausgegeben worden. Ein interdisziplinäres Team von 500 in- und ausländischen Spezialisten arbeiten dort daran, die Erforschung des Gehirns in die Wege zu leiten. Leiter dieses Forschungsinstituts ist der Präsident des Japanischen Forschungsrates Dr. *Masao Ito* und zu meiner großen Freude sind auch Professor *Katsuhito Mikoshiba* vom Physiologischem Institut der Keio-Universität und Dr. med. *Hitoshi Okada* daran beteiligt.

Im vorliegenden Buch versuche ich einige Fragen anzusprechen, die die Gene betreffen. In der Genforschung wird im Weltmaßstab die Entschlüsselung von mehr als drei Milliarden Nukleotidsequenzen voran getrieben. Bis zum Jahre 2005 soll dies in ganzer Breite gelöst sein, und bereits jetzt sind einige Hinweise auf mancherlei Leiden und Heilmethoden greifbar. Die Entschlüsselung der Gene wird der EM-X-Heilmethode zweifellos epochalen Auftrieb geben. Deshalb warte ich wie viele andere voller Hoffnung für EM-X auf das Jahr 2005. Es ist meine feste Überzeugung, dass EM-X das Potenzial besitzt, zukünftig Heilverfahren grundlegend zu verändern.

Als Arzt und als Politiker bin ich mit EM-X vertraut und hoffe mit diesem Buch einen kleinen Beitrag zur Entwicklung neuer Therapieformen geleistet zu haben.

Zum Schluss möchte ich mich ganz herzlich beim Verlag Sunmark und Herrn *Nobutaka Ueki* sowie bei Herrn *Yoshimori Kita,* dem Direktor von »Nippon Create«, für ihre freundliche Zusammenarbeit bedanken.

April 1998

Literaturtipp:

Hennig, E.: Geheimnisse der fruchtbaren Böden – Die Humuswirtschaft als Bewahrerin unserer natürlichen Lebensgrundlage. Xanten 4. Auflage 2002

Higa, T.: Eine Revolution zur Rettung der Erde – Mit Effektiven Mikroorganismen (EM) die Probleme unserer Welt lösen. Xanten 4. Auflage 2002

Higa, T.: Die wiedergewonnene Zukunft – Effektive Mikroorganismen (EM) geben neue Hoffnung für unser Leben und unsere Welt. Xanten 2002

Kretschmann K. und Behm R.: Mulch total – Der Garten der Zukunft. Xanten 2. Auflage 2001

Langenhorst M.: Meine Mischkulturenpraxis – Nach dem Vorbild der Natur Xanten 1996

Mau F-.P.: EM – Fantastische Erfolge mit Effektiven Mikroorganismen in Haus und Garten, für Pflanzenwachstum und Gesundheit. München 2002

Internet: www.em-effektive-mikroorganismen.de